I0656235

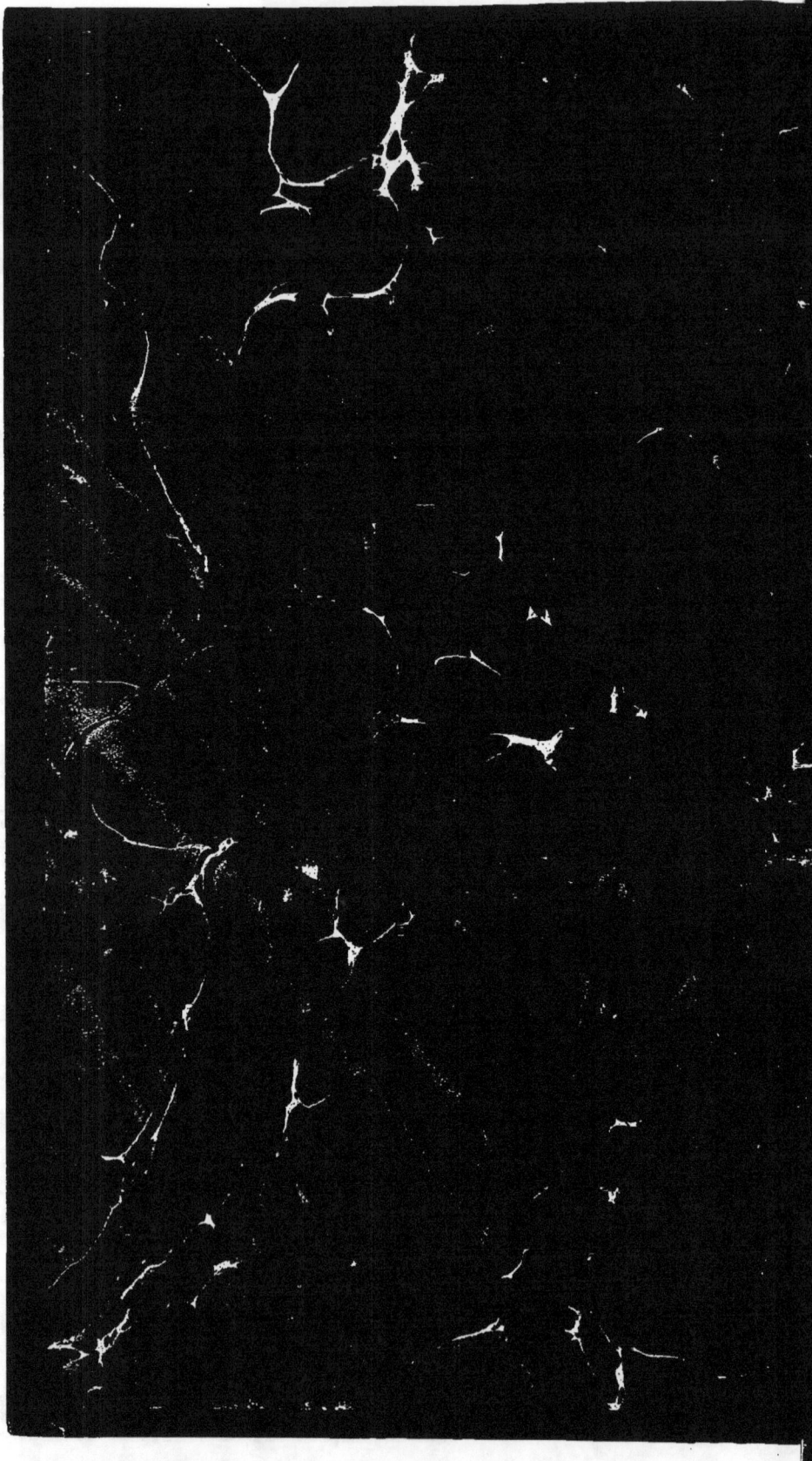

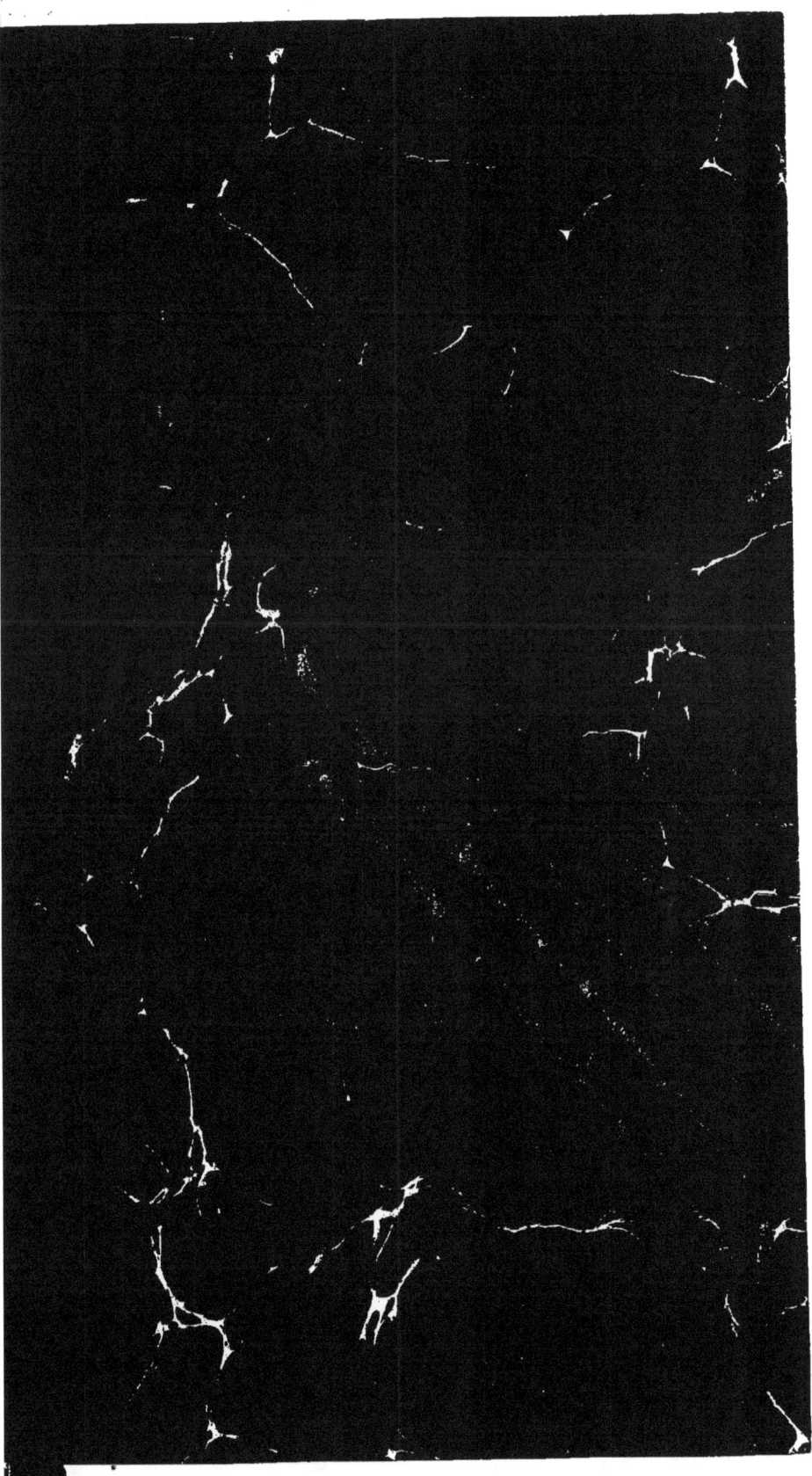

ÉDUCATION

SANITAIRE

DES ENFANS.

IMPRIMERIE DE SELLIGUE

RUE DES JEUNEURS, Nº 14.

ÉDUCATION

SANITAIRE

DES ENFANS.

PAR A. DELACOUX, D. M. P.

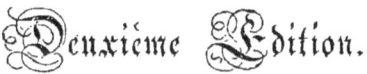

Deuxième Édition.

Gratum est quod patriæ civem , populo dedisti,
Si facis ut patriæ sit idoneus utilis agris,
Utilis et bellorum, et pacis rebus agendis.

JUV., Sat. XIV.

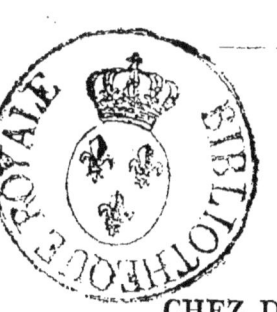

A PARIS,

CHEZ DE BOISJOLIN, ÉDITEUR,

RUE DE TOURAINE, N° 6, PRÈS L'ÉCOLE DE MÉDECINE,

ET CHEZ CREVOT,

RUE DU BAC, N° 2.

1829.

AVANT-PROPOS.

Si le scepticisme contesta quelquefois le bien que peut faire la médecine dogmatique, il ne méconnut jamais les avantages qu'on doit attendre de l'hygiène. Pendant l'enfance surtout, autant la première se montre insuffisante et incertaine, autant la seconde est puissante et réelle. Au premier âge, la grande activité des lois organiques répond en quelque sorte de l'efficacité des agens qui sont capables de modifier leur exercice. Mais encore cette efficacité est bien différente, selon qu'elle est avantageuse ou préjudiciable à l'individu; et telle est la direction des phénomènes de la vie pendant la croissance, que les forces qui veillent à notre conservation l'emportent toujours sur les principes qui tendent à notre destruction : vérité consolante, qui devrait nous avertir que l'enfant exige moins de nous que de la nature. Cependant une heureuse constitution dès la naissance serait de faible valeur si l'on ne faisait rien pour la conserver, ou si l'on négligeait d'éloigner les circonstances qui pourraient la compromettre.

La conservation de la santé chez l'enfant n'a point tant pour objet son bien-être actuel, pour lui presque sans valeur, qu'un état futur dont il doit retirer les plus grands avantages. Aussi, celui qui aura traversé cette période de la vie sous l'influence des lois naturelles, sera mieux à même de braver tous les dangers auxquels l'expose la fragilité attachée à notre espèce, plus capable d'éviter les écueils qu'il doit rencontrer dans le cours de sa carrière, et plus en état de lutter contre les élémens qui menacent sans cesse son existence.

Cet essai, qui a pour objet l'éducation physique des enfans, ne doit point appartenir à la littérature médicale, qui gagnerait peu à l'acquérir, puisqu'il ne saurait rien ajouter à ses richesses. Mon but a été de donner un code de pratiques domestiques, avouées les meilleures par le raisonnement et éprouvées par l'expérience, que je destine uniquement à ceux qui sont appelés à remplir les devoirs les plus chers à l'humanité, les plus doux à acquitter, malgré les inquiétudes qui en sont inséparables et les dégoûts qui y sont attachés.

Bien que sur cette matière nous possédions un grand nombre d'écrits, les uns sont trop scientifiques pour être à la portée des esprits vulgaires, et les autres trop systématiques pour devenir l'objet d'une pratique facile et journalière. La plupart des auteurs ont plutôt visé à ces préceptes généraux dictés par une haute philosophie, dont l'application est presque impossible, qu'ils n'ont cherché à donner des avis qui puissent être mis à profit dans toutes les conditions domestiques. L'on pourrait dire avec quelque raison qu'ils ont plûtôt élevé de superbes monumens à la gloire des lettres qu'à l'intérêt de l'humanité; ou du moins c'est le plus petit nombre qui soit descendu jusqu'à l'examen des coutumes et des usages vulgaires, pour indiquer les avantages des unes ou les inconvéniens des autres.

Comme les pratiques les plus ordinaires ne sont point nées du hasard, mais bien l'effet d'un besoin naturel, il est donc permis de croire que toutes celles qui sont condamnables en général ne le sont point en particulier; qu'elles peuvent avoir une utilité relative; que dans le nombre il en est toujours dont l'application est capable de mieux seconder les dispositions naturelles que certains préceptes habilement combinés, qui jamais ne peuvent s'adapter qu'à un petit nombre d'individus par rapport à la multitude.

Il était facile aux anciens peuples de suivre un plan d'éducation basé sur des règles fixes, alors qu'ils se rapprochaient autant des lois primordiales que nous nous en éloignons; mais aujourd'hui de quel avantage serait un système d'éducation établi sur des principes absolus, si l'on voulait l'appliquer à tous les individus? La différence des mœurs nationales, la diversité des costumes pour chaque peuple, chaque contrée ou localité, les habitudes de chaque famille, les

préjugés et les conditions sociales, seraient
autant d'obstacles à vaincre, et contre lesquels une persévérance de plusieurs siècles
échouerait. Le meilleur plan d'éducation ne
pourrait donc avoir tout au plus qu'une application relative : aussi me suis-je écarté de
tout système dans cet ouvrage, pour ne
m'attacher qu'à l'examen des faits dans leur
succession naturelle. L'observation ayant
été mon seul guide, j'ai dû me borner principalement à faire la critique des usages qui
peuvent préjudicier aux dispositions naturelles de l'enfance, et à signaler ceux qui
peuvent lui être favorables. Si quelquefois
je suis descendu jusqu'à des détails oiseux ou
insignifians pour beaucoup de personnes,
je pense qu'ils ne seront pas sans intérêt
pour quelques autres. Notre existence étant
plus sous l'influence des choses ordinaires
que sous la dépendance des circonstances
éventuelles, les premières ont dû naturellement fixer davantage mon attention.

L'histoire de l'enfance aurait dû sans doute
trouver place dans cet ouvrage, mais une
pareille question est digne d'une plume plus
exercée que la mienne; car je suis bien loin
de croire que les considérations générales
qui suivent puissent en tenir lieu. Quant à
l'ordre que j'ai suivi dans la distribution
des matières, les besoins de la vie et les progrès de l'âge m'ont servi de règle. Une première partie, qui a pour objet tout ce qui

se rapporte à la nutrition, est divisée en autant d'articles qu'elle embrasse de questions principales. Ces articles, au nombre de sept, traitent successivement : 1° de la grossesse et de l'accouchement, dans leurs rapports avec l'hygiène du fœtus et le salut de l'enfant; 2° des premiers soins à donner à l'enfant; 3° de l'allaitement maternel; 4° des nourrices étrangères; 5° de l'allaitement artificiel; 6° du sevrage; 7° de la nourriture qui convient à l'enfant après le sevrage, des alimens tirés des différens règnes de la nature, et des boissons. Dans ce dernier article, peut-être suis-je entré dans des explications un peu longues; mais elles étaient trop intimement liées à mon sujet pour les passer sous silence. D'ailleurs les enfans, après le sevrage, partageant la nourriture de ceux avec lesquels ils se trouvent, il n'était point inutile de s'appesantir sur ce point d'hygiène publique et privée, comme étant le plus important et celui qui influe le plus puissamment sur la santé habituelle des individus.

Une deuxième partie renferme en général tout ce qui n'est point essentiellement du domaine des choses naturelles, mais que l'usage a consacré, et tout ce qui est devenu indispensable par habitude. A quelques exceptions près, tous les philosophes, les législateurs et les médecins sont d'accord sur le choix des choses qui conviennent le mieux aux premiers besoins de la vie ; mais aussitôt qu'il s'agit de former l'homme selon les besoins de la société et l'ordre civil, on ne trouve plus que des opinions dissidentes, des méthodes ou des systèmes différens, plus ou moins bien conçus, dont l'application est toujours difficile et les résultats incertains.

Bien que la philosophie moderne ait envisagé l'homme physique et moral sous toutes ses faces, elle n'a cependant pas été plus heureuse que la philosophie ancienne sur le choix des moyens et des règles les plus capables de le conduire à toute la perfection dont il est susceptible. Comme ici l'expérience n'est point toujours d'accord avec le raisonnement, et que les résultats ne font point face aux préceptes, je crois que toute méthode exclusive, quelque bien conçue qu'elle fût, ne pourrait jamais avoir qu'une application très-limitée. Aussi, comme on le verra, ai-je moins cherché à proposer un projet de réforme sur cette partie de l'éducation, qu'à faire la critique des différens modes d'instruction qui s'y rapportent.

De même que la précédente, cette seconde partie est divisée en autant d'articles qu'elle renferme de questions principales, et disposés dans l'ordre suivant : 1° du maillot et des autres vêtemens ; 2° du berceau et des lits ; 3° du sommeil et de la veille ; 4° de la station, de la progression et de l'exercice ; 5° de la gymnastique (somascétique) ; 6° des exercices et de la gymnastique quant au sexe féminin; 7° des châtimens et des punitions, considérés dans leurs rapports avec l'hygiène des enfans; 8° des habitudes incommodes et pernicieuses que peuvent contracter les enfans; 9° de quelques cérémonies et coutumes religieuses, considérées sous le même point de vue. Dans un appendice, j'ai considéré la médecine dogmatique dans ses rapports avec l'hygiène des enfans; en outre, j'ai parlé des animaux parasites du corps humain, et de leur influence sur l'état de santé des individus.

Je suis bien loin de croire que cette classification soit la meilleure, mais elle m'a semblé la plus naturelle, et j'ai dû la préférer à celle adoptée aujourd'hui dans tous les ouvrages élémentaires sur l'hygiène, trop scientifique et plus ingénieuse qu'exacte (1).

Beaucoup de remarques sans doute ont pu échapper à ma pensée; mais aussi je crois que, sans avoir suffisamment exploré mon sujet, je n'ai rien omis des choses les plus importantes. Peut-être jugera-t-on que les considérations sur les châtimens et les punitions, les habitudes vicieuses et les coutumes religieuses étaient inutiles; et me reprochera-t-on qu'en soulevant ces questions j'ai

---

(1) Quoique le sommeil, la veille et l'exercice appartiennent essentiellement aux choses naturelles, j'ai été obligé de les renvoyer dans cette deuxième partie pour ne pas interrompre l'ordre que j'ai voulu suivre.

voulu porter atteinte à l'autorité qu'il est nécessaire d'exercer sur les enfans, que j'ai exagéré les dangers d'une corruption précoce qu'il est impossible de prévenir, et outragé la morale religieuse en blâmant quelques actes de dévotion. L'humanité étant la seule cause que j'aie voulu défendre, toute intention étrangère à ce motif qu'on pourrait me supposer n'entra jamais dans ma pensée.

Il n'était point nécessaire non plus, dira-t-on, d'entrer dans des explications auxquelles le bon sens pouvait suppléer : à cette objection je répondrai que je n'ai point prétendu écrire pour ceux qui s'instruisent en pensant, mais uniquement pour ceux qui n'apprennent qu'en lisant. Pour les personnes qui d'un coup d'œil mesurent toute l'étendue du tableau et en saisissent les principaux traits, les détails sont fastidieux; mais il n'en est pas ainsi pour les esprits peu exercés. A l'égard des premiers, il faut être savant et avoir l'art de peindre, ce à quoi je n'ai aucune prétention; pour ceux-ci, il faut avoir la patience de dire et l'art de s'exprimer intelligiblement : c'est ce que j'ai cherché à faire.

Déjà je prévois qu'on me reprochera d'avoir dépassé les bornes qu'établit le titre de cet ouvrage, en anticipant sur le domaine de l'éducation morale. Je répondrai qu'en tout il est difficile de se maintenir dans le cercle d'une question posée ; et comme chez l'enfant il n'y a point de ligne bien tranchée entre le physique et le moral, il était impossible de parler de l'un sans rien dire de l'autre. D'ailleurs, que l'on suive l'enchaînement de tous les phénomènes de la vie de cette époque, en tenant compte de toutes les circonstances qui les ont modifiés, et l'on verra jusqu'à quel point leur influence réciproque est grande et leur dépendance mutuelle.

Le talent de bien dire a sur tous les autres un immense avantage : une idée nouvelle ne captive point notre esprit, si elle se présente dépourvue de ces formes gracieuses que lui prête le bon goût, et si les couleurs qui la peignent ne sont point habilement fondues. Condillac a dit quelque part, et c'est une chose incontestable, que l'art de penser consiste dans l'artifice du langage. Mais le genre descriptif peut-il obtenir de grands secours de cette puissance magique que les rhéteurs appellent éloquence ?

Autant qu'il a été en mon pouvoir, je me suis défendu de cette manie de paraître savant qui s'empare de tous ceux qui prennent la plume ; j'ai cru devoir faire grâce au lecteur de ce vain étalage d'érudition, qui n'est bon tout au plus que dans un ouvrage scientifique. Je n'ai point non plus cherché à réfuter l'ensemble des méthodes et des systèmes de mes devanciers, ni à commenter leurs opinions, par la raison que toute vé-

rité démontrée n'a nullement besoin de
preuves, et que toute assertion fausse ne
mérite aucune discussion. Je me suis borné
à reproduire les argumens qui m'ont paru
les plus favorables pour étayer mes idées.

Depuis long-temps ayant senti le besoin
d'un traité d'hygiène de l'enfance, et d'un
véritable code à la portée de tout le monde,
j'ai cru utile de l'entreprendre, car ce ne
sont point les différens ouvrages écrits sur
cette matière qui peuvent servir de guide
dans toutes les circonstances et les différentes
conditions sociales : les uns appartiennent
plutôt à la médecine qu'à l'hygiène à proprement parler, ou ne traitent que d'une
ou quelques parties seulement de ce vaste
sujet; d'autres, plus complets en apparence,
et tout-à-fait spéculatifs, ne sauraient servir
de plan de conduite dans tous les cas. Si je
n'ai pas mieux fait que mes prédécesseurs,
je crois avoir du moins réuni dans le même
cadre tout ce qui est relatif à l'éducation
physique des enfans.

En destinant cet essai uniquement aux
parens qui veulent bien achever la plus belle
tâche que leur imposent la nature, la morale et la société, je souhaite qu'ils y trouvent quelques avis sages et quelques préceptes
utiles qui puissent me concilier leurs suffra-
ges : j'aurai alors atteint mon but.

CONSIDÉRATIONS GÉNÉRALES

SUR

L'ENFANCE.

L'ENFANCE, cette époque si intéressante de la vie, cette aurore de bonheur et de félicité, cette source féconde des plus douces espérances, n'est pas seulement un sujet de sollicitude pour l'amour maternel, mais tout homme sensible éprouve les plus douces émotions à la vue d'un jeune être qui sans notre appui n'arriverait jamais au terme fixé par la nature. Le tableau que représente notre entrée dans le monde, où nous avons tous figuré, cette image de misère, fait naître en nous-mêmes une foule de sentimens qui nous portent aux élans les plus généreux, et peuvent changer la plus froide indifférence en la plus ardente philanthropie. Mais à toi seule, ô femme! appartient de dire ce que le cœur éprouve à la vue de l'innocence au berceau, à l'aspect de cet enfant que tu as porté dans ton sein :

> *Quando vagitu oris acuto*
> *Implevit cælum puer auxilium petivit.*

De tous les animaux, à la naissance, l'homme est le plus faible et le moins avancé dans la carrière qu'il doit parcourir. Les quadrupèdes, sous le rapport de la force et de l'instinct qui les dirige, sont bien supérieurs à l'homme ; leur enfance est moins longue et leur existence moins fragile. Mais comme l'auteur de la nature a tout fait dans l'intérêt de chaque espèce, il était donc nécessaire que l'enfant fût un être passif. Si dès la naissance il avait eu la conscience de son existence et la volonté, combien n'eût-il pas eu à souffrir de l'impuissance où le réduit sa conformation ! Il n'aurait jamais eu le pouvoir d'obéir à cette volonté comme beaucoup d'animaux ont celui de céder à leur instinct, qui les porte à se lever sur leurs jambes, à marcher, chercher leur mère et la suivre. Chez l'enfant, au contraire, le défaut de proportions dans le développement des appareils d'organes, empêche qu'il n'y ait harmonie dans leurs fonctions respectives : aussi n'exécute-t-il que des mouvemens partiels. Son corps est une masse énorme, comparativement à ses membres grêles qui semblent n'en être que les appendices, trop faibles pour le déplacer. En admettant même que l'homme puisse au besoin marcher à la manière des quadrupèdes, jamais cependant, à la naissance, et d'après une loi toute physique, il ne saurait se déplacer par ce mécanisme. La différence du poids à la force étant disproportionnée, dès lors les bras ne sont point assez solides pour supporter une grande partie du tronc et une énorme tête.

Chez l'homme, tout est fait pour prolonger son

infirmité native : prévoyance admirable de la nature, qui, en nous assujettissant à des peines et des
soins pour le nouvel être, a voulu nous attacher à
notre propre sang, et nous le rendre plus cher.
Cette assistance et cette protection que réclame la
faiblesse de l'enfance, ne sont-elles pas les principes de l'union des familles et de toute association, non seulement pour les nations policées, mais
pour tout le genre humain? Il est incontestable
que plus les rapports auront été intimes et prolongés, plus les nœuds de l'affection seront resser-
rés ; plus un enfant aura coûté de larmes à sa
mère, plus il lui sera cher. Telle qui ne s'en sera jamais séparée trouvera tout son bonheur dans l'a-
mour maternel, sa tendresse sera constante et iné-
puisable. Telle autre au contraire, qui aura confié
les devoirs de la maternité à une nourrice étrangère, se montrera moins sensible et quelquefois
marâtre. Toujours aussi on oublie plus facilement l'enfant qui meurt au berceau; mais le cœur
se brise à la perte de celui qui touche au printemps de sa carrière : le souvenir de l'un est dou-
loureux, le souvenir de l'autre est déchirant. Cette
différence d'intensité du même sentiment a nécessairement sa cause dans celle de l'intimité, qui est
toujours subordonnée au temps de relation.

Tout est fait pour exciter notre intérêt et piquer
notre curiosité à la naissance. D'abord, l'enfant
privé d'air, de lumière, et presque sans mouvement, s'échappe tout à coup de sa prison : le voilà

2

au grand jour, s'agitant et vivant par lui-même; un fluide qu'il ne connaissait point a déjà pénétré ses poumons, dilaté sa poitrine, et lui procure un nouveau principe de vie qui circule dans ses veines. Les deux grands ressorts de la vie, la respiration et la circulation, entrent aussitôt en action. Tout est préparé de même pour une autre fonction, la digestion, qui va entrer en exercice, et qui doit sans cesse retremper l'énergie de toutes les autres, en leur fournissant de nouveaux principes réparateurs. Aussi, dès la naissance, ce besoin de réparation se manifeste-t-il; le sentiment de la faim porte aussitôt les animaux à chercher la mamelle de leur mère, et à saisir la pâture qui se trouve autour d'eux; et l'enfant lui-même semble avec ses mains débiles demander le nectar précieux qui doit porter dans ses veines les élémens de vie et d'accroissement, *et graciles sese diffundat in artus*. Dès-lors c'est la digestion qui règle le rhythme des autres fonctions, et leur fournit des matériaux de l'édifice animal.

Chez tous les animaux, le premier acte de l'instinct exprime le besoin de leur conservation. Si l'enfant à la naissance exprime moins ce besoin, c'est que tous les systèmes de la locomotion ne sont point encore proportionnellement aussi développés chez lui que chez les autres espèces mammifères, et qu'il ne saurait alors exécuter par lui-même des mouvemens de totalité pour se mettre en rapport avec sa mère. Mais à mesure qu'il avance en

âge , il exprime de plus en plus le besoin de se
nourrir ; il cherche et demande la mamelle féconde pour y puiser les élémens de sa conservation ; ses premiers gestes marquent le désir de toucher tout ce qui frappe ses yeux ; ce qu'il parvient
à saisir et à déplacer, il le porte à sa bouche ;
quand il commence à discerner les objets, il con-
voite ardemment ceux qui peuvent servir à sa nourriture. Naturellement gourmand et glouton , l'enfant ne dérobe que pour manger ; sa friandise et
sa voracité vont quelquefois jusqu'à lui faire connaître les dangers les plus imminens ; tous ses actes
ont pour objet de satisfaire son appétit. Qu'on ne
s'y trompe pas , toutes nos actions dans la vie se
rapportent directement ou indirectement à ce besoin déguisé sous mille formes différentes ; c'est le
dernier terme de tous nos calculs. L'homme est
naturellement gourmand , *natura ventris obedien-*
tem finxit.

Si tous les appareils chargés des fonctions de la
vie organique entrent en exercice aussitôt la naissance, il n'en est point ainsi des organes auxquels
sont dévolus les actes de la vie animale ou de relation. Malgré le développement du cerveau, cet
organe se montre presque passif dans les premiers
temps. Tous les signes de douleur que donne le
nouveau-né ne sauraient être attribués à des sensations pénibles. Nous ne savons point, sous le
rapport sensitif, de quelle manière l'air agit sur
lui. Selon Buffon et même tous les physiologistes,

les premiers cris de l'enfant sont déterminés par l'impression de ce fluide. La nature, il est vrai, nous a donné l'accent de la douleur pour émouvoir nos semblables; mais les cris du nouvel être ne seraient-ils pas plutôt une véritable invocation des secours que nous lui devons, que l'expression de la souffrance? Ce n'est point cette transition d'un milieu dans un autre, ni l'impression douloureuse de l'atmosphère, qui lui suscite des vagissemens; car, quoique bien vêtu et bien chauffé, ils ne cessent guère que lorsqu'il cède au sommeil. Nous reconnaissons encore ici l'admirable prévoyance de la nature : en faisant naître l'enfant faible, elle a placé en lui-même une vigilante sentinelle, pour nous avertir aussitôt que quelque chose manque à son bien-être. Pour le secourir et même aller au-devant de ses besoins, il fallait un cœur sensible, qui trouvât son bonheur dans la pratique de ce saint devoir : aussi, qui pourrait s'en acquitter avec plus d'empressement et de zèle que ce sexe qu'un rien sait émouvoir quand il s'agit de bien faire ?

. La plupart des physiologistes prétendent que l'enfant, à la naissance, ne donne aucun signe qu'il soit sensible à la lumière. A sept mois, chez le fœtus, les yeux sont capables de modifier la lumière, a dit M. Magendic. Cependant, ce physiologiste pense avec beaucoup d'autres savans, que ce n'est qu'à deux mois que l'enfant donne des preuves de sensibilité visuelle. Ce n'est guère, en effet, qu'à

cette époque, que les objets commencent à faire
impression sur l'organe de la vue, et que l'oreille
aussi commence à distinguer les sons aigus du tumulte. Disons qu'en raison du développement et
de la délicatesse de cet organe, il est facile de concevoir que l'intensité et la multiplicité des sensations, en ébranlant trop fortement les organes,
portent sur le *sensorium commune* une sorte de
confusion qui doit nécessairement neutraliser chaque impression en particulier. Pourquoi cette confusion n'existerait-elle pas pour le nouveau-né,
quand tout d'un coup il est frappé par une foule
d'agens qui lui étaient inconnus ? Une forte com-
motion anéantit à l'instant même toutes nos facultés, et nous ôte la conscience de tout ce qui
nous entoure. Nous avons vu des malheureux, hor-
riblement mutilés, n'avoir d'abord aucune idée
de leur propre situation, rester plus ou moins de
temps dans une sorte d'extase et d'étonnement. Ce
n'est que lorsque cette confusion est dissipée, que
le *sensorium commune* analyse, si l'on peut s'exprimer ainsi, chaque sensation séparément, et
qu'il réagit ensuite sur les différens appareils
d'organes soumis à ses *volitions*. Il est donc vraisemblable que, dans les premiers temps de la
vie, les organes sensitifs ne transmettent point à
l'encéphale des impressions déterminées. S'il en
était autrement, il y aurait entre ces organes et
le cerveau une harmonie d'action, qui n'existe
point malgré leur grand développement. Les sens

ne sont doués alors que très-imparfaitement des facultés spéciales qu'ils auront dans la suite ; tous sont d'abord sans action bien déterminée ; soumis à une sorte d'éducation, ils se perfectionnent par l'exercice, par les impressions réitérées, et n'arrivent que par degrés insensibles, à la perfectibilité dont ils sont susceptibles.

Il est cependant facile de reconnaître que dès la naissance l'enfant donne des signes de sensibilité. La preuve que la lumière agit très-fortement sur les nouveaux-nés, c'est que les paupières ne peuvent rester long-temps écartées : au grand jour, les yeux sont dans un clignotement continuel. L'oreille paraît être également très-sensible au bruit, ce qui fait que les enfans ne peuvent rester long-temps dans l'état de veille, quand ils sont dans un milieu bruyant et éclairé : aussi, pendant les premiers mois, dorment-ils beaucoup plus le jour que la nuit.

Comparativement aux autres appareils, l'œil et l'oreille méritent une attention particulière, sous le rapport de leur prédominance. Organes purement intellectuels, ils se trouvent dans les mêmes proportions que le cerveau. Les sens qui, au contraire, ne sont que secondaires à l'intelligence, ne s'exercent que tardivement et n'acquièrent leur perfectibilité qu'avec leur développement complet. L'odorat ne devient sensible qu'à une époque avancée. Il fallait d'abord que le goût fût nul, pour n'être point fatigué par un aliment aussi insipide que le lait. Le tact, destiné à rectifier les erreurs des autres sens, n'était rigoureusement nécessaire qu'à cette époque de la vie où l'homme doit se conduire uniquement par lui-même. L'odorat, le goût et le toucher sont donc peu actifs pendant les premières années et peu essentiels même, puisque nous ne flairons, goûtons et touchons, que pour confirmer ou rectifier le jugement que nous avons déjà porté sur tel ou tel objet. Or, l'enfant n'est point alors capable d'une opération complexe d'intelligence, puisque les trois derniers sens sont très-imparfaits.

Vers la fin de la première année, les sens commencent à exercer leurs fonctions d'une manière plus exacte, et le cerveau entre en action en vertu des impressions déterminées qu'il reçoit. Alors les objets semblent avoir quelque intérêt pour l'enfant; il les fixe avec une sorte d'attention, cherche à les approcher; il s'agite et tend vers un but déterminé. Il commence déjà à connaître celle dont il tient le jour et sa subsistance, il sourit à ses caresses; déjà son amour se peint dans ses tendres prunelles, dans les sons de sa voix native on croit comprendre l'expression de sa reconnaissance.

Avant la première année, l'enfant n'a guère qu'une existence végétative, il n'exerce que des actes automatiques; il est tout physique. Les organes de la locomotion, peu développés, étaient incapables de se prêter au mécanisme auquel ils sont appelés plus tard; mais tout change avec la

perfectibilité des sens et le développement des organes locomoteurs. L'enfant exprime d'autres besoins
que ceux de la nature ; il commence à devenir imi-
tateur de nos actions , il essaie ses forces et sa voix.
La vue de tout ce qui l'entoure fait naître en lui
mille caprices ; il devient exigeant, absolu ; veut
tout soumettre et tout s'approprier , il a déjà l'i-
dée de la propriété ; il s'annonce avide, dominateur
et despote , avant d'avoir connu l'obéissance et
la soumission.

A mesure que les organes se mettent en rapport
par leur développement réciproque, les traits se
dessinent, les caractères et les formes héréditaires
s'annoncent et laissent apercevoir la ressemblance
que les enfans ont avec les auteurs de leurs jours.
La conformation générale des parties est la même
pour tous les enfans ; aussi, presque tous se ressem-
blent-ils au premier âge, à quelque chose près. A
cette période de la vie, le beau véritable est plus attaché à une heureuse conformation qu'à une disposition convenue des parties entr'elles. Si l'on fait
abstraction de la couleur et de quelques différences
de conformation qui se trouvent dans la comparaison des races, le beau absolu, selon l'idée qu'on
y attache, sera plus facile à trouver dans l'enfance
que dans aucun autre temps de la vie.

Le beau positif est donc moins variable dans
l'enfance ; et c'est d'après cela même que les
beaux-arts la représentent plus facilement, puisqu'il n'y a que des proportions à observer.

Aussi l'antiquité, quoique moins avancée que nous dans l'imitation de la nature, nous a transmis des modèles d'enfans et des amours d'un fini parfait (1). Il faut remarquer cependant que l'art et le talent étaient peut-être rehaussés par la belle nature. Car on doit présumer ce que pouvaient être au berceau ces cinq beautés remarquables dont Zeuxis emprunta ce qu'elles avaient de plus parfait, pour créer cette superbe Hélène que les Crotoniates consacrèrent dans le temple de Junon Lavinienne ; ce qu'était dans ses premières années, cette superbe Phryné dont Praxitèle, pour nous rendre jaloux de son bonheur, nous a transmis les traits dans sa Vénus de Gnide. Si ces chefs-d'œuvre de l'art sont la véritable expression de la nature, que devaient être les enfans de cette ancienne Grèce, comparativement à ceux qui naissent aujourd'hui sur les ruines de ses antiques cités, sur ce sol infortuné qui, après avoir été la plus belle patrie du monde, est devenu, sous le cimetère musulman, une terre de deuil et de désolation !

Sauf quelques dispositions organiques particulières propres à chaque race, et qui se transmettent aux générations successives, on ne pourra jamais reconnaître une ressemblance parfaite entre l'enfant en bas âge et ceux qui l'ont engendré. Comme la face est le type de la ressemblance et que les traits ne peuvent se dessiner qu'avec le jeu de cette

---

(1) Winckelmann, *Hist. de l'Art*, t. IV, c. 6.

partie , il faut que les mouvemens de l'âme soient devenus assez puissans pour mettre en exercice les muscles qui expriment les passions. La ressem-blance des enfans aux parens est donc moins dans l'exactitude des rapports géométriques des masses que dans le jeu des organes. L'enfant, fidèle imi-tateur de nos actions, contractera jusqu'à un cer-tain point les habitudes de ceux qu'il aura eus pour exemple. Il aura une figure riante et joviale, s'il est élevé au sein d'une famille heureuse et tran-quille; il sera doux, bon et prévenant, si une mère sensible et tendre a formé son jeune cœur. Un air soucieux et chagrin se verra chez celui qui tous les jours aura sous les yeux l'image de l'in-quiétude et de la peine. L'enfant deviendra sombre, craintif et défiant, s'il a à supporter les mauvais traitemens d'une mère insensible et cruelle. Le bon Bernardin de Saint-Pierre a déjà remarqué que les personnes les plus disgraciées de la figure, ne le sont souvent que par les contrariétés et les déplaisirs qu'elles ont éprouvés dans leur jeunesse. O toi que la nature a chargé du plus saint des devoirs, quelle que tu sois, songe que tu imprimes à ton ouvrage un caractère indélébile, et que le philosophe éclairé jugera toujours de ton cœur en voyant celui dont tu formas la première éducation.

Avec la croissance des forces physiques se dévelop-pent aussi les forces de l'intelligence; mais entre les facultés intellectuelles, il existe des différences remarquables; les unes prédominent constamment et peuvent être regardées comme l'apanage de l'enfance : l'attention, la mémoire surtout, tiennent le premier rang. Ces deux facultés ne sont véritablement que la conséquence d'une disposition organique et ont leur source dans la sensibilité qui est en rapport ici avec le système nerveux. Rien n'échappe à l'enfant, il voit et saisit tout, quand il n'y a point d'objet de comparaison, parce qu'il sent vivement. Sa mémoire est facile ; il se rappelle non seulement tout ce qui a été pour lui peine ou plaisir, mais aussi ce qu'on a exigé qu'il sût et qu'il apprît. L'attention et la mémoire sont donc purement physiques dans l'enfance, puisqu'elles sont tout entières dans l'impression que produisent les objets ou les sons sur les organes sensitifs, et non dans les idées que ces impressions font naître chez l'individu qui raisonne. Il est vrai que l'enfant ne retient que le nom des choses, il ne répète que ce qu'il a entendu, et ne raconte que ce qu'il a vu. Mais si toutes ces diverses impressions ne font naître aucune idée d'abord, elles n'en deviennent pas moins dans la suite la base de tout l'édifice intellectuel. Il était donc nécessaire que l'enfant sentît vivement pour acquérir promptement les connaissances dont il avait besoin, pour se mettre en relation avec tout ce qui l'entoure.

Toutes les impressions ne sont pas également durables chez l'enfant, les plus récentes effacent celles qui les ont précédées, et les plus vives anéantissent les plus faibles. Celles qui ont fortement

ébranlé le cerveau sont indélébiles, ou si elles disparaissent ce n'est pas pour toujours. L'âge est
souvent un réactif qui les fait revivre. L'esprit de
la vieillesse s'entretient des impressions de l'enfance; il rappelle l'homme au lieu d'où il est parti,
et lui fait désirer de revoir le sol natal et de finir
où il a commencé : on peut bien s'éloigner de ses
pénates, mais on ne peut point les oublier entièrement.

Ce sont également les impressions primordiales
qui décident nos penchans et nos inclinations. Les
enfans se familiarisent avec la manière d'être de
leurs parens ou de ceux qui les entourent, et veulent marcher sur leurs traces. Dans leurs jeux innocens et leurs amusemens, ils simulent les professions de ceux qu'ils ont pour exemple, et arrivent
insensiblement jusqu'à vouloir les embrasser, toutefois quand l'éducation forcée ne change point
cette inclination naturelle. La destinée et le sort
des hommes dépendent donc moins des dispositions
innées, que des circonstances où ils se trouvent pendant l'enfance.

L'instinct de notre propre conservation, que
nous partageons avec les animaux, exalte tous les
sentimens dont l'enfant est susceptible : la colère,
l'emportement et la vengeance sont des situations
de l'âme qui se représentent plus souvent que
dans les autres périodes de la vie. La plus légère
contrariété fait pleurer l'enfant; le moindre obstacle le met en colère; il s'emporte quand on lui

résiste; il est naturellement irascible et jaloux, vindicatif et défiant, comme si la nature l'avertissait de se mettre en garde contre ceux qui l'entourent. Dès-lors que sa force est suffisante pour résister, il devient fougueux pour en imposer, et cède moins parce qu'il se sent faible, que par la crainte de la correction.

Sous le rapport des sexes, la manière d'être chez les enfans n'est point la même à l'égard de tous les individus. Bien que les organes qui établissent dans la suite de si grandes différences soient sans action, ils influent néanmoins sur les habitudes physiques et morales dès les premières années. C'est surtout vers la troisième année que ces habitudes, propres à chaque sexe, commencent à se manifester. Toutes les circonstances restant les mêmes, en général, les petits garçons sont plus fortement constitués, plus robustes, et présentent des formes plus saillantes. Dans leurs manières, il y a moins de grâces que n'en mettent les petites filles. Celles-ci, dans leurs actions, sont plus vives, plus sémillantes; elles ont un babil plus soutenu, une voix plus douce et une mémoire plus sûre, et donnent déjà des preuves d'un goût plus épuré. Dès-lors, d'une part, il y a une sorte d'égard et de protection, et de l'autre condescendance. Le petit garçon se prévaut déjà de sa force corporelle, tandis que la petite fille montre davantage de ruse et de finesse. Tous ces caractères se dessinent de plus en plus, jusqu'à cet âge où l'amour vient établir les plus justes compensations.

La durée de l'enfance n'est point la même pour
tous les individus. Le temps moyen est de douze à
quatorze ans; les extrêmes du moins au plus sont
de neuf et seize ans. Chez les nations du nord et
dans les climats tempérés, l'enfance est plus longue
que chez les peuples des régions équatoriales, mais
en général elle est moins longue pour le sexe féminin. Dans l'Europe tempérée, les femmes sont
pubères de douze à quinze; les garçons ne le sont
jamais que de quatorze à seize. Beaucoup d'individus cependant font exception à cette loi commune. Il est des femmes chez lesquelles la puberté
est très-précoce. Je connais une jeune dame qui a
été menstruée à neuf ans, et parfaitement confor-
mée à dix. Ces sortes de précocités ne se remar-
quent point dans le sexe masculin, à moins qu'on
ne veuille considérer comme telles quelques faits
isolés, qui ne sont que des aberrations de la nature et non le complément de ses opérations. Tout
Paris a vu, il y a quelques années, un individu
de 34 mois, qui avait les organes génitaux aussi
bien développés qu'ils le sont ordinairement chez
l'homme accompli. Ce sont là de ces anticipations
que font quelquefois certains systèmes d'organes
sur le reste de l'économie; mais alors il ne saurait
a mais y avoir une harmonie parfaite et de longue
durée dans toutes les fonctions; ces anomalies
dénotent toujours une fin prématurée.

En outre, le temps de l'enfance est subordonné
à des influences locales et au mode d'éducation. Il

varie même pour tous les membres de la même famille. Chez les peuples littoraux icthyophages, la puberté est plus précoce que parmi ceux qui habitent l'intérieur des continens. Les circonstances qui naissent de la position sociale déterminent encore de nombreuses variations touchant la durée de l'enfance. Dans les grandes villes, on voit fort peu de grands enfans; dans les campagnes, loin des cités, il n'est pas rare d'en rencontrer de seize ans, et de trouver une inocence parfaite à vingt et au-delà. Quelle différence d'avec ces citadins que le luxe et l'oisiveté ont déjà énervés au printemps de leur vie? Une longue carrière est promise à ceux-là, tandis que ceux-ci ne peuvent prétendre au même avantage.

Avant la naissance, on peut pressentir jusqu'à un certain point ce que sera l'enfant. Il a déjà acquis de ceux qui l'ont procréé le type de ses habitudes corporelles. Les philosophes de l'antiquité n'ignoraient point combien l'état habituel ou passager des parens influait sur la conformation du nouvel être(1). Plus sages que nous, les anciens législateurs veillaient avec la plus grande attention aux unions conjugales. Si les lois des Spartiates étaient parfois inhumaines et même atroces, elles avaient au moins pour but la perfection de l'espèce, et pour dernier résultat l'intérêt géné-

_____

(1) Aristote, *Republ.*, l. 7, c. 16.

ral. Lycurgue ne permettait qu'à la dérobée les approches entre les sexes, afin de rendre le sentiment plus vif et plus recherché (1); aussi n'eut-il que de beaux enfans. Ce n'est point avancer une remarque dénuée de fondement, de dire combien cette ardente passion des parens engendre de beaux enfans, remplis d'une mâle vigueur musculaire et d'une force d'esprit peu commune. Ceux qui voient le jour au sein des grandes villes et que procréent ces hyménées que les calculs de la fortune ont décidés, sont les moins favorisés de la nature, et ils apportent souvent à la naissance le type d'une mauvaise constitution. Aussi bien au physique qu'au moral ce ne sont point les citadins d'origine qui brillent au premier rang du monde politique ou industriel.

On ne peut donc nier que les forces du corps et de l'âme ne soient dues très-souvent à l'ardeur des feux de l'amour. C'est sans doute d'après cette considération sentie par la plupart des nations, que les lois ont été partielles à l'égard des premiers fruits de l'union conjugale. Les anciens, parmi lesquels on peut citer Aristote et Gallien, avaient déjà remarqué combien d'enfans de l'amour ont montré de grandeur, de génie, de force et de courage. La fable ne nous présente point le dieu du Parnasse ni celui de l'éloquence, nés sous les chaînes

---

(1) *Plutarchus, in Numá paral.*, p. 77.

du froid hyménée. L'histoire ancienne nous dit qu'Homère, Alexandre sont nés d'un commerce adultère. Si nous consultons l'histoire moderne, nous verrons que Dunois, don Juan d'Autriche, le maréchal de Saxe et Dalembert n'ont point été conçus dans la couche nuptiale. Si les lois étaient moins partiales à l'égard des bâtards, si un préjugé coupable ne les frappait pas d'une sorte d'anathème moral; si au contraire la sollicitude maternelle osait les avouer, si enfin ils recevaient une bonne éducation, on verrait peut-être le plus grand nombre devenir des hommes de génie, et capables de conceptions sublimes.

Toutes les circonstances, les diverses conditions de la vie, éventuelles ou permanentes, ont une influence plus ou moins marquée sur l'accomplissement du plus bel œuvre de la nature. Mais rien ne contribue davantage à la génération d'un enfant sain et robuste que la vie réglée et la tempérance des parens, et surtout le bonheur domestique. Un exercice modéré, un travail journalier, conduiront plutôt à ce but qu'une constante oisiveté. C'est en raison de ces habitudes uniformes et de cette simplicité de mœurs, en vertu de ces occupations agrestes et de cette vie laborieuse, que les femmes des campagnes sont plus fécondes, et donnent le jour à des enfans sains et robustes.

La société civile peut apporter aussi quelques changemens dans la conformation des enfans.

Plus un peuple est avancé dans ses institutions sociales, a dit M. Virey(1), plus il y a de beauté, de
noblesse, d'élégance et de grâce dans les formes des
individus. Cette assertion est vraie, si nous compa-
rons les peuples des brûlans déserts de l'Afrique,
ou ceux des tristes solitudes de la Sibérie, aux nations civilisées de l'Europe : mais la différence n'est
pas moins grande entre ces citadins qu'on prend
pour modèles de politesse et de civilité, et nos campagnards qui n'ont jamais quitté leurs rustiques
pénates. Parmi les premiers on rencontre sans doute
des hommes qui joignent à la beauté des formes
une heureuse expression, à un port noble des manières gracieuses, mais ces modèles sont rares ; tandis que nos montagnards, en général, sont forts et
bien constitués, rudes et grossiers, ayant la franchise
pour apanage. Si la figure large et carrée de ceux-ci
offre l'emblème de la simplicité et quelquefois de la
niaiserie, elle porte du moins le cachet d'une heureuse constitution, et décèle une âme franche et
candide.

Quoique la force et la beauté ne soient que des
accidens de la nature, elles n'en sont pas moins des
dons précieux pour ceux qui les ont en partage. Si
la force fut tant estimée chez les anciens, c'est qu'elle
était devenue indispensable pour la défense des
états. Aussi les législateurs de l'Attique avaient-ils

---

(1) Histoire du Genre humain, t. I, p. 294.

plus en vue la perfection de l'espèce que le nombre des citoyens.

Dans l'intérêt de la société, et même dans l'intérêt de l'individu, la beauté est une qualité beaucoup plus importante qu'on ne le croit communément. Chez tous les peuples et dans tous les temps elle fut estimée et même honorée. La beauté nous prévient si favorablement envers ceux qui l'ont en partage, qu'on a toujours pour eux une prédilection déterminée. A l'aspect d'une belle femme, n'est-on pas saisi d'admiration, d'une sorte de respect qui nous pénètre à l'instant même des plus nobles sentimens ; la nature ne flatte-t-elle pas son propre ouvrage quand elle nous commande de la rechercher ? Si les jolies femmes sont préférées, c'est que l'amour doit y gagner ainsi que l'espèce. C'est encore dans le même but que les beaux hommes exercent plus d'empire sur le cœur d'une femme. Cette qualité physique n'est donc point un appât trompeur, ni une chimère, puisque la laideur et les difformités nous repoussent, à moins qu'elles ne retracent à l'imagination quelque mérite éclatant.

Enfin, disons que la manière d'être des individus tient à leurs monades primitives, qui en vertu du principe qui les anime tendent à toute la perfection dont elles sont susceptibles. Dans la plus importante de ses opérations, la nature n'a d'autre calcul que ses intérêts ; elle n'admet pour le grand œuvre de la reproduction que ce qui est le plus

convenable à son accomplissement, et semble repousser tout ce qui est contraire à ses intentions :
vérité consolante pour le philosophe, et qui doit
l'encourager à dicter des préceptes favorables à
cette impulsion innée, qui porte tous les êtres animés vers leur bien-être, leur bonheur individuel
et leur perfection.

ÉDUCATION

SANITAIRE

DES ENFANS.

PREMIÈRE PARTIE.

ARTICLE PREMIER.

*De la Grossesse, considérée dans ses rapports avec
l'hygiène du fœtus.*

> *Accipe fœcundi communia pignora lecti*
> *Quâ tibi sit servare viâ.* . . . . .

Il ne m'appartient point d'indiquer quelles conditions seraient les plus favorables pour engendrer
de beaux enfans. Les considérations qui auraient
pour objet ce point d'hygiène ne sauraient trouver
leur application avec la philosophie actuelle ; toute
loi même qui aurait pour but de confier exclusivement la génération des hommes à des individus
capables de transmettre à leur postérité une belle
conformation serait tyrannique et odieuse, et les

avantages qu'on devrait en attendre ne compense-
raient jamais ses funestes conséquences. Le sort des
individus envers lesquels la nature a été avare de
ses dons serait trop affreux s'ils étaient condamnés
à ne vivre que pour eux-mêmes, et si, en leur in-
terdisant le plus doux des liens, on les privait des
fruits qu'il procure. Quand même les unions conjugales ne promettraient qu'une progéniture ché-
tive et dégradée, on ne saurait les interdire, d'a-
près ce principe de justice que tout cœur sensible
a droit à la possession d'un objet tendrement aimé;
et tout ce qui porterait atteinte à ce droit serait
une violation des lois de la nature que rien ne
saurait justifier dans l'esprit de l'homme philanthrope.

Avec la conception commence l'existence de
l'homme; mais, comme son existence est liée à
celle de la mère, il importe beaucoup que celle-ci
soit, pendant tout le temps de la gestation, dans
des conditions capables d'assurer au nouvel être
une heureuse conformation, et propres à le conduire facilement aux portes de la vie. Nous ne saurions nous rappeler sans une sorte d'étonnement
les dangers que nous encourons avant que de naître.
Confiés au sexe le plus faible et sans défense, comment la mort ne vient-elle pas nous surprendre
encore plus souvent dans le sein maternel?

Précédé du sentiment le plus irrésistible et des
orages les plus impétueux, accompagné des émotions les plus tendres, l'acte de la génération est

suivi de phénomènes physiques et moraux presque opposés. La nature semble dérober à ceux qui procréent une portion du principe de vie qui les anime, pour le départir au nouvel être : *post coïtum animal triste.* Aussitôt que la femme a conçu, à cette vivacité naturelle qui la rend mobile et inconstante succèdent le calme et la tranquillité ; une douce inquiétude voile son aimable gaîté ; le désir des amusemens est remplacé par une satisfaction complète qui trouve sa source dans de nouvelles espérances. Cette coquetterie enfin, qui semble moins être un art qu'un don de la nature, a cédé à un charme moins attrayant sans doute, mais beaucoup plus précieux, la modestie.

Ces changemens ne sont point les seuls qui se manifestent au moral ; une foule d'aberrations mentales, qui pourraient être considérées comme autant de cas maladifs, se succèdent souvent avec une rapidité étonnante. En général, chez les femmes enceintes l'intelligence est plus faible, le jugement moins sûr, l'imagination plus active, plus mobile et plus facile à s'alarmer. De même aussi les habitudes physiques changent avec la grossesse : certaines fonctions diminuent ou se suppriment, tandis que d'autres augmentent ou s'établissent. La femme devient alors un objet d'attention, non-seulement pour le médecin et ceux qui l'entourent, mais aussi pour elle-même : avec la conception doit donc commencer le devoir maternel. Pourquoi ce cortége d'incommodités qui assiégent

alors la femme ne se remarquent-elles point chez
les femelles des animaux, qui ne cessent point de
jouir d'une bonne santé pendant tout le temps de
la gestation? La raison de cette différence est toute
dans l'organisation physique, sans cesse modifiée
dans l'espèce humaine par les coutumes et les habitudes morales, qui s'écartent toujours plus ou
moins des lois primordiales.

Il s'agit moins ici de préceptes généraux d'hygiène, que de précautions que la femme doit observer dans ses habitudes domestiques et ses goûts
particuliers. On ne saurait cependant indiquer
rigoureusement les unes et les autres, puisque tout
est subordonné à la position sociale et aux diverses
conditions de la vie. Le repos ne peut être recommandé à la malheureuse qui est forcée de se livrer
à un travail pénible et journalier, quand elle doit
pourvoir à sa subsistance. On ne peut non plus
prescrire un exercice salutaire à telle autre qui a
besoin de consacrer tous ses instans à des occupations sédentaires et minutieuses; l'on ne peut non
plus prescrire un choix de régime et une diète salutaire à celle qui ne se nourrit que du superflu
et des rebuts de l'opulence. Tous ceux qui ont
traité de l'hygiène privée sembleraient donc n'a-
voir eu en vue que cette classe privilégiée et les
favoris de la fortune.

Mais encore, dans quelque condition que se trouve
la femme, peut-elle beaucoup par elle-même? Par
ses seuls efforts et sa prévoyance il n'est pas tou-

jours en son pouvoir de se mettre en garde contre tout ce qui peut porter atteinte à sa santé et compromettre celle de son fruit. C'est donc à vous, tendres époux, qu'il appartient de protéger l'objet de votre affection et celui de vos plus douces espérances ; c'est à vous, mères instruites par l'expérience, à guider celle qui promet déjà de perpétuer votre postérité ; c'est au médecin ensuite, quand la sollicitude domestique est insuffisante, à en seconder les efforts par ses avis ; enfin, c'est au magistrat à intervenir quand l'amitié et la médecine deviennent impuissantes.

Protection et secours envers les femmes, étaient les premiers devoirs de la chevalerie ; mais ce n'est plus ici ni ces soins ni cet empressement que l'amour ou le désir de plaire détermine, c'est une sorte de respect mêlé d'attendrissement, et un vif intérêt que commande cette situation imposante. De tous temps, chez les nations civilisées, celles qui promettaient de devenir mères étaient l'objet d'une bienveillance active, d'une protection spéciale et même d'un respect religieux. La femme dans cet état, étant le gage le plus précieux de l'harmonie universelle, de la prospérité publique et de l'immortalité des familles, il est donc du devoir de ceux revêtus de quelque puissance d'écarter les obstacles qui pourraient déranger ou interrompre le grand œuvre de la reproduction. Toutes les religions, les plus intolérantes même, n'ont point regardé l'infraction de leurs dogmes comme une violation. Les juifs, si sévères dans l'observance des lois de Moïse, leur permettaient l'usage de certaines viandes défendues. Celles de l'Église les affranchissent du jeûne, et les laissent jouir, en raison de leur état, de tous les priviléges accordés aux malades.

Quant aux lois temporelles, ne devraient-elles pas rendre passibles de peines sévères ceux qui se laissent emporter par la colère, au point de maltraiter et de frapper leurs propres femmes dans cet état imposant. Dépositaires des plus chères espérances de la société, les maris ne sont plus en droit de les considérer comme n'existant que sous leur seule dépendance. Et cependant nos lois ne permettent point d'intervenir dans les dissensions domestiques qui éclatent si souvent de la manière la plus scandaleuse et la plus outrageante ; aussi le nombre de malheureuses victimes est-il incroyable. A Sparte, à Athènes, les femmes qui promettaient de devenir mères étaient l'objet d'une police vigilante et protectrice; tandis que dans l'Europe moderne, les lois sont injustes et souvent oppressives à l'égard du sexe le plus malheureux par sa condition naturelle.

Si toutes les femmes enceintes se trouvaient dans la même position sociale, l'on pourrait insister à leur recommander de se maintenir dans les conditions les plus favorables à la conservation de leur santé. Mais ce qui est du domaine de l'hygiène privée n'appartient point à toutes les classes de la

société : et comme l'observe Hoffmann, il est difficile de donner des préceptes généraux qui puissent
convenir à tout le monde, *scientia rerum homini
salubrium et insalubrium, non tàm intellectu facilis
est ut vulgò putatur*. Tout ce qu'on a dit sur cet
objet n'est qu'un vain verbiage scholastique, puisque tous les préceptes qu'on enseigne ne sont point
susceptibles d'une application constante. Un air
pur, une habitation saine, des vêtemens et des
lits commodes sont reconnus de tout le monde
comme des choses avantageuses et nécessaires, et
seront toujours recherchés par toutes les personnes
qui pourront se les procurer. La malheureuse qui
trouve sa subsistance dans un lieu malsain et infect, doit le préférer à celui où il ne règne pour
elle qu'un air pur. Le choix d'une habitation convenable n'appartient non plus qu'à une très-petite
portion de la société. Une demeure sombre, obs-
cure et humide deviendra toujours le partage de
la classe indigente et asservie, et jamais celle d'une
famille aisée et indépendante.

Le choix des alimens et des boissons n'est pas
constamment à la disposition de la classe la plus
nombreuse : néanmoins cette classe observe en général une manière de vivre plus conforme aux
vœux de la nature. Aussi les femmes qui sont ha-
bituées à une nourriture simple et tempérante, ne
connaissent-elles point cette foule d'indispositions
auxquelles sont sujettes celles qui vivent au sein
du luxe et de l'abondance.

En raison de la facilité avec laquelle les boissons passent, elles peuvent être ingérées en très-grande quantité, et devenir pour les femmes grosses la cause de beaucoup d'indispositions. Le vin de bonne qualité est une boisson très-salutaire quand l'usage en est tempéré par la sobriété, et doit toujours être préféré au cidre, à la bière et à l'hydromel. Les liqueurs fortes sont essentiellement pernicieuses, et les femmes qui en font usage habituellement sont peu fécondes, exposées aux avortemens, sujettes aux maladies nerveuses, à des hémorrhagies utérines et aux hémoptysies.

On taxera peut-être de vaines déclamations tout ce que j'ai à dire sur les effets pernicieux du café et du thé; néanmoins, il est constant que le cortége des maladies nerveuses s'est considérablement accru depuis que ces infusions sont devenues d'un usage commun et journalier. L'observation m'a convaincu qu'en exaltant la sensibilité, ces boissons avaient une action très-marquée sur l'utérus, nuisaient essentiellement à la fécondation et provoquaient souvent l'avortement. Pour reculer l'heure du repos et prolonger les amusemens de la société dans la nuit, il est presque indispensable d'avoir recours à de tels excitans. Malgré la fatigue, ce n'est plus le dieu du sommeil qui appelle au lieu accoutumé, c'est Vénus en délire qui l'a devancé et dispersé les pavots. Si beaucoup de femmes sont privées d'être mères, c'est moins la nature qu'elles

doivent en accuser que ces intempérances auxquelles quelques-unes s'adonnent sans ménagement. Jetez les yeux sur ces femmes qui ne s'a-
breuvent point à cette coupe enchantée d'un monde
opulent, et qui trouvent tout leur bonheur au sein
d'une famille unie par une douce concorde, elles
vous offriront l'image de la santé, de la tendresse
et de la fécondité.

Le besoin de se mouvoir et de se déplacer est si
naturel à l'homme, que la fatigue lui est moins
préjudiciable que le repos absolu. Pourquoi n'en
serait-il pas ainsi à l'égard de la femme dans l'état
de grossesse? Quelques médecins, en leur inter-
disant toute espèce d'exercice et de déplacement,
n'interprètent pas toujours les intentions de la nature. Cette recommandation ne doit s'appliquer
qu'à celles dont les infirmités le réclament impérieusement. Le précepte d'Hippocrate, qu'aussitôt
que la femme reconnaîtra avoir conçu, elle doit
garder le repos absolu (1), est aussi impraticable
qu'il paraît inutile. Si nous invoquons encore le
témoignage de la nature, nous verrons les femelles
des animaux, aussitôt qu'elles ont conçu, devenir
plus remuantes, plus vives, et s'exercer à la course.
Ce n'est guère qu'au moment du part qu'elles se
traînent pesamment, et s'éloignent peu du lieu
où elles doivent déposer leurs petits. Aristote (2)

---

(1) *De Sterilibus.*
(2) *De Generat. anim.*, l. IV, c. 6.

avait déjà observé que la femme qui a coutume de travailler pendant la grossesse accouche plus facilement que celle dont la vie est sédentaire et inactive. En effet, nos rustiques paysannes sont rarement trompées dans leurs espérances, quoique se livrant souvent sans ménagement aux plus pénibles travaux, sous les rayons d'un soleil brûlant, ou sous l'influence d'une rigoureuse froidure; tandis que toutes les précautions auxquelles on assujettit les privilégiées de la fortune ne sont point constamment suivies des résultats qu'on devrait en attendre. Tout esprit judicieux ne peut entendre dire sans une sorte d'étonnement qu'une femme est condamnée pendant toute sa grossesse à ne marcher qu'un temps déterminé, à la même heure, qu'elle doit éviter d'aller contre le vent, de ne sortir qu'en voiture bien fermée, toujours se coucher et se lever à la même heure, et mille autres précautions aussi absurdes que ridicules. Femmes qui espérez devenir mères, ayez plus de confiance en la nature vigilante, vivez dans une parfaite sécurité. La promenade est nécessaire, un peu de fatigue même ne nuira jamais à votre état. Sans rechercher Terpsichore, ne l'évitez pas quand elle vous invite à ses amusemens : par l'exercice de la danse vous tempérerez l'excès de cette sensibilité nerveuse, source de la plupart des indispositions qui vous tourmentent; vous acquerrez plus de force et de souplesse, et toute l'énergie nécessaire pour arriver sans naufrage au terme de vos vœux.

Combien étaient ridicules toutes les précautions dont on entourait autrefois les princesses du sang royal. Jeanne d'Albret, qui accompagna son mari dans ses dernières campagnes, et qui dans son neuvième mois traversa toute la France pour se rendre à Pau et donner le jour au meilleur des rois, fut beaucoup plus hardie que ne le seraient la plupart de nos simples bourgeoises d'aujourd'hui. Ne voyons-nous pas encore quelques femmes étourdies et légères commettre impunément les imprudences les plus graves ; tandis que d'autres, intimidées par les précautions dont on les entoure, énervées par la crainte, n'arrivent jamais au terme tant désiré. Nous voyons encore un grand nombre de celles qui portent le fruit d'un amour illicite employer une foule de moyens violens pour se faire avorter, sans pouvoir accomplir leur coupable dessein.

On ne saurait, au contraire, trop recommander aux femmes enceintes de ne point se livrer à ces genres d'exercices dans lesquels les muscles du tronc sont principalement mis en action, tels que de s'élever à l'aide des bras, soulever un fardeau, ou souffler long-temps. Combien le magistrat éclairé ne pourrait-il pas prévenir d'accidens, en avertissant du danger auquel s'exposent les femmes des campagnes dans leurs occupations journalières, par exemple dans la fabrication du pain, dans l'action de macquer, de serancer le chanvre ou le lin, de charger les voitures des bouviers, de gravir sur les arbres pour la récolte des fruits, de chauffer et de faire leurs lessives, et enfin d'être obligées souvent aux mêmes travaux que les hommes. Pauvres femmes! qui pourrait sans étonnement vous voir remplir en même temps toutes les obligations de votre sexe et supporter les plus pénibles travaux domestiques. Cependant en êtes-vous moins fécondes, donnez-vous le jour à des enfans moins robustes, rendez-vous moins de services à ce monde civilisé qui vous compte pour rien, que ces superbes virtuoses, ces aimables et stériles beautés qui font l'ornement des salons et les délices de la société?

On a peine à concevoir que des hommes de sens aient pu blâmer et même interdire les bains aux femmes enceintes. Avicennes veut qu'aussitôt que les femmes se reconnaissent telles, elles observent de ne point se baigner. Moriceau adopte également l'opinion du médecin persan. Nous ne savons sur quoi est fondée cette recommandation. Si nous invoquons l'observation, nous verrons que les bains ne sont jamais suivis d'aucun accident, à moins qu'on n'en use dans des circonstances intempestives. Ils sont bien moins utiles aux femmes robustes et sanguines, qu'à celles d'une constitution lymphatique et nerveuse; pour celles-ci les bains naturels même sont d'une efficacité incontestable. La réaction qui succède au bain froid développe les forces musculaires, diminue la susceptibilité nerveuse qui joue un si grand rôle dans une constitution frêle et délicate.

Si les modes sont l'expression du bon goût, elles ne s'accordent pas toujours avec les commodités de la vie. Il est incontestable que certaines formes dans les vêtemens ou leurs accessoires, sont essentiellement nuisibles aux femmes enceintes, surtout à cette époque où les formes du corps commencent à changer, quand déjà l'utérus envahit une partie de la capacité abdominale. On ne saurait trop blâmer les femmes dont la toilette est l'unique occupation, de porter pendant tout le temps de la grossesse des corsets garnis de baleines et de longs buscs. Quelque peu que soit serré ce vêtement, il tend toujours à déprimer et à refouler sur le bassin les organes abdominaux : il résulte de là que l'utérus se trouvant fortement comprimé ne peut acquérir toute l'amplitude nécessaire au fœtus. De nombreux accidens, tels que des maux de tête, des étourdissemens, la constipation, la dysurie, des ménorrhagies, des engourdissemens et même des douleurs dans les membres inférieurs sont encore les effets de cette funeste habitude de porter des corsets trop serrés. Outre ces nombreux inconvéniens, les corsets, en comprimant les mamelles et les repoussant en haut, empêchent qu'elles ne se développent suffisamment pour remplir les fonctions importantes auxquelles elles sont destinées. N'est-ce pas encore à cette funeste coutume de trop serrer les jeunes personnes, qu'on doit attribuer cette sorte d'infirmité qui prive un très-grand nombre de femmes de nourrir leurs enfans? Beaucoup, à la

4

veille d'être mères, n'ont presque point de mamelles ; la glande mammaire est comme atrophiée.
Les femmes au contraire qui ne sont point assujetties à suivre les modes gênantes, ni à porter des
corsets et de longs buscs, sont rarement dépourvues d'un charme auquel la coquetterie attache
un si grand prix, d'un des plus puissans attraits
de l'amour.

Aux devoirs maternels il est sans doute quelques sacrifices à faire. L'élégance et le bon goût ne
doivent jamais, dans cette circonstance, faire oublier quelques précautions qui, bien qu'elles paraissent d'une faible importance pour les gens du
monde, n'en sont pas moins d'une utilité réelle
pour le médecin ; mais peut-être seront-elles ap-
préciées quand nous aurons signalé tous les accidens que provoque leur négligence.

Si l'hiver est la saison des plaisirs dans les grandes
villes, c'est aussi le temps où l'on gagne le plus de
maladies. Plus les commodités de la vie sont grandes,
plus on est exposé aux dérangemens de la santé. Au
cœur de l'hiver, la température des salons diffère trop
de celle du dehors pour qu'on ne soit pas exposé à de
fréquentes indispositions, quand la transition d'un
milieu dans un autre se fait sans précaution. Le
froid aux bras et aux pieds, dont on se gare plus
difficilement, cause des maux incalculables. N'est-ce
pas une imprudence impardonnable de voir au
milieu de l'hiver des femmes avec des bas à jour et
des souliers de prunelle, marcher ainsi sur un

pavé mouillé ou couvert de glace, tandis que le
reste du corps est en sueur sous l'hermine ou le
cygne. Vous qui êtes appelées à devenir mères,
soyez donc plus sages, en mettant plusieurs paires
de bas ou en y suppléant par une guêtre d'étoffe
de laine, en ne négligeant point de porter des souliers solides et imperméables, ou mieux encore une
double chaussure. Par ces moyens, en se garan-
tissant du froid, les femmes s'affranchiront de ces
toux opiniâtres dont il n'est jamais permis de calculer les suites, et plus sûrement elles arriveront
au terme désiré.

Toutes les habitudes ont leurs conséquences,
toutes influent plus ou moins sur le rhythme des
fonctions. Le sommeil, le repos, l'éducation, les
goûts et les passions, chez les femmes enceintes,
méritent une attention particulière.

Il importe beaucoup que dans tout le cours de
la grossesse le repos et le sommeil soient propor-
tionnés à l'exercice et à la veille. Cette funeste habitude d'anticiper sur les nuits n'a pas seulement
le seul inconvénient de priver d'un repos nécessaire et réparateur, mais elle entraîne à un grand
nombre d'intempérances pour tenir les sens dans
une activité permanente. Tout le genre nerveux
entre dans une sorte d'irritabilité d'où il s'ensuit
un malaise général. Ce n'est pas tout encore que de
sacrifier son repos, mais à combien de dangers
n'est pas exposée celle qui se lance sur les grands
théâtres du monde? O vous qui me lirez! ne m'ac-

cusez pas de m'ériger en censeur. Daignez avant
tout me suivre dans ces réunions où l'ambition
conduit souvent, et que la cupidité préside : voyez-
y celte femme qui tous les jours dissipe le patri-
moine de celui qu'elle porte dans son sein. Dans
une seule nuit, elle se prive non seulement de la
fortune d'une année, mais elle compromet sa frèle
existence par toutes les angoisses auxquelles l'exposent les chances de la fortune. Si les jeux et
les ris l'ont devancée sur la scène du monde, bien
souvent aussi elle s'en retire avec des regrets amers,
de noirs soucis et des chagrins cuisans.

Plus nous nous éloignons de l'état de nature,
moins, sans doute, nous sommes aptes à remplir
ses vues. Sans vouloir prouver si les goûts et les
penchans que décide l'éducation sont dans l'intérêt de l'espèce humaine, nous remarquerons cependant que les femmes savantes sont peu fécondes. L'amour, en effet, n'est point tellement actif
chez le sexe le plus faible, qu'il ne puisse être
amorti par une imagination vive, un esprit ar-
dent, un travail contentieux et assidu. La femme
est uniquement faite pour l'amour (1); et c'est
faire un outrage à la nature, que de la distraire
ou de l'éloigner des devoirs qu'elle est appelée à
remplir. C'est une grande vérité que proféra un
jour une illustre victime, en réponse à une ques-

_____

(1) Virey, *Histoire du Genre humain.*

tion indiscrète que lui adressait une dame auteur et bel-esprit : que la femme qui méritait d'avantage, était celle qui avait le plus d'enfans. Cependant chez les femmes du monde tout semble concourir au détriment de l'espèce. Ainsi que l'observe le marquis de Mirabeau, nulle part les avortemens, les accouchemens laborieux ne sont plus nombreux que dans les classes privilégiées, où toutes les facultés de l'entendement sont plus développées, où sans cesse les femmes sont exposées à de nouvelles impressions (1).

Les arts les plus enchanteurs ne sont point sans inconvéniens pour les femmes enceintes. Les doux accens de la mélodie ne sont pas toujours exempts d'influences pernicieuses; il est même à ma connaissance que plusieurs femmes avec le goût de la musique n'ont pu arriver au terme de leur grossesse sans de nombreux accidens. Vous qu'Euterpe inspire, n'avez-vous jamais ressenti les effets puissans de la mélodie, en entendant les tendres romances de Daleyrac et de Grétry ? L'*adagio* porte à la mélancolie. Dans la *Vestale* on ne peut surmonter l'anxiété ni le malaise général qu'on éprouve : c'est l'oreille enfin qui est le seul témoin des angoisses d'une vierge qu'on va immoler à la vengeance céleste. Le plaisant vaudeville au contraire nous egaye; le *bolero* nous invite à danser,

---

(1) **Mirabeau**, *Traité de la Populat.*, part. II, pag. 3o6.

le rondeau à chanter. Si dans l'état normal nous éprouvons ces différentes émotions, elles doivent être encore bien plus vives chez les femmes enceintes, qui dans cette situation sont douées d'un surcroît de sensibilité. Plusieurs m'ont assuré ne pouvoir exécuter certains morceaux de leur choix sans éprouver une sorte d'exaltation mentale qu'elles ne connaissaient que là, mais qu'ensuite elles tombaient dans un anéantissement absolu. Or, les émotions ne pourraient donc pas se renouveler sans danger chez celle qui est appelée à de nouveaux devoirs.

Si nous avions quelques préceptes à donner à celles qui cultivent la musique, ce serait d'éviter de chanter les morceaux dans lesquels il faut parcourir d'un seul trait toute l'échelle diatonique, ceux où il se présente des espaces immenses à franchir; et en outre de ne point s'exercer sur des instrumens avec lesquels il faut être en contact immédiat, la harpe, la lyre, la guitare, par exemple, dont, par leur contiguité, les vibrations se communiquent facilement, et produisent à la longue un malaise que reconnaissent la plupart de ceux qui jouent de ces instrumens.

Les scènes tragiques produisent, sans contredit, des émotions beaucoup plus vives que les scènes lyriques. On s'identifie en quelque sorte avec les principaux interlocuteurs d'un drame; on sent le poignard dont Phèdre se perce le sein; les fureurs d'Oreste font frémir; de quelle horreur ne nous pénètre pas le récit affreux que Racine a placé dans la bouche d'Athalie :

« . . . Je n'ai plus trouvé qu'un horrible mélange
» D'os et de chairs meurtris et traînés dans la fange,
» Des lambeaux pleins de sang et des membres affreux ,
» Que les chiens dévorans se disputaient entre eux ! »

La délivrance de Camille se fait si long-temps attendre, qu'on partage ses angoisses et son tourment. Un cœur de bronze se sentirait ému devant de pareils tableaux; celui d'un être naturellement sensible que doit-il donc éprouver à la vue de ces fictions que l'art transforme en réalités ?

Il est fâcheux que les beaux-arts soient employés à représenter des scènes de douleur. Fallait-il que cette mère infortunée, dont le cœur saigne encore, se vît elle-même dans ce tableau qui représente la sollicitude maternelle arrosant de ses larmes le berceau où n'est plus l'objet de sa tendresse ? Sans cette rencontre fâcheuse qui renouvela trop vivement sa douleur, aujourd'hui sans doute un nouveau fruit lui ferait oublier la perte du premier. Mais tel a été le résultat d'un souvenir déchirant, qu'une maladie cruelle est venue la surprendre, et déjà la mort avait porté sa faux impitoyable jusque dans son sein et mis un terme à de nouvelles espérances.

Il n'est point inutile de signaler ici quelques autres exemples de ces pénibles et funestes impressions. Ils suffiront pour faire sentir combien il serait important que les femmes enceintes fussent l'objet d'une protection spéciale. Croirait-on qu'un de ces monstres qui déshonorent le genre humain avait conçu l'abominable projet, pour satisfaire sa cupidité, de mettre un terme à l'existence de celle de qui il tenait sa fortune, en lui préparant tous les jours de nouvelles frayeurs, ou bien en lui ménageant des surprises capables d'éprouver l'àme la plus impassible. Cette infortunée était au quatrième mois de sa grossesse, lorsqu'elle eut le bonheur d'échapper à ce brigand domestique; elle eùt infailliblement succombé aux mauvais traitemens de ce scélérat, si elle n'avait pas eu assez de courage pour tromper sa vigilance; néanmoins un coup terrible avait déja atteint celui qu'elle portait dans son sein.

Les anciens, beaucoup mieux que nous, avaient senti la nécessité d'éloigner les femmes enceintes de tous les tableaux dont la vue est pénible. Pourquoi donc la police, si vigilante dans l'Europe moderne, néglige-t-elle d'éloigner même des lieux publics les objets capables d'affecter l'imagination des femmes enceintes? Il y aurait sans doute de l'inhumanité à priver de leur liberté ceux qui sont atteints de maladies repoussantes et d'infirmités horribles; mais cependant l'intérêt général et l'hygiène publique légitimeraient de semblables mesures, dès-lors qu'elles n'atteindraient que des individus qui sont encore au-dessous de la nullité pour la société.

Mais de toutes les impressions qui sont capables d'ébranler l'imagination de la mère, il n'en est point qui influent davantage sur la santé et la conformation du fœtus que les phénomènes contre nature que peut présenter l'espèce humaine. Sur ce point, tel était le sentiment de Pline (1), qui pensait que par les seuls effets de l'imagination de la mère, l'enfant était susceptible de recevoir la ressemblance de telle ou telle personne. Quelques modernes ont porté plus loin ce pouvoir de l'imagination, en affirmant que le fœtus pouvait devenir difforme. Les connexions qui existent entre la mère et l'enfant sont trop intimes pour nier l'influence de l'un sur l'autre; et on ne peut taxer d'absurdité, comme le veut Camper, l'idée de cette influence (2). De la prévention au scepticisme outré il y a trop d'intervalle pour qu'on ne doive point prendre un juste milieu. Voilà un fait qui, sans être concluant, est trop récent et trop remarqué pour le passer sous silence, et qui fera voir que les préjugés vulgaires ne sont pas toujours sans fondement.

Au mois de janvier 1825, je fus appelé auprès d'une cuisinière, au village des Batignoles, près Paris. Cette femme était accouchée la veille d'un fœtus de six mois au plus, d'une difformité horrible. La lèvre supérieure était confondue avec les

(1) Pline, *Hist. nat.*, l. VII, c. 10.
(2) Camper, OEuv., t. III, p. 255.

joues et les gencives, les os *maxillaires* correspondans très-écartés, de manière que la bouche et les
fosses nasales ne formaient qu'une seule cavité, par
l'absence totale du *vomer*. La jambe droite était
tronquée au milieu; le moignon avait la forme
d'un cône, au sommet duquel le tibia, de la gros-
seur d'une plume à écrire et parfaitement ossifié,
ressortait de la longueur de deux lignes. La mère
de cette hideuse progéniture, vers le troisième
mois de sa grossesse, en entrant dans la maison où
elle servait, fut saisie d'horreur à la vue d'un por-
tier qui avait un bec de lièvre qui le défigurait
d'une manière horrible, et une jambe amputée.
Dira-t-on qu'il y a ici simplement coïncidence de
faits analogues, et que l'un n'est point la conséquence de l'autre? Alors nous demanderons pourquoi il naît davantage d'enfans faibles, délicats,
difformes, et de monstruosités, chez les nations policées, où les femmes sont très-irritables, susceptibles d'impressions vives et d'exaltation mentale,
que parmi les peuples agrestes qui s'éloignent peu de
l'état de nature? Je crois donc que de tous les sentimens pénibles celui dont les femmes puissent se
défendre le moins, c'est l'horreur; c'est celui aussi
qui paraît avoir le plus d'influence sur la manière
d'être du fœtus.

Quand les émotions ne vont pas jusqu'à trancher le fil de la vie du nouvel être, elles le frap-
pent quelquefois d'infirmités auxquelles la mort
serait souvent préférable. En jetant un coup d'œil

sur la génération actuelle, nous verrons que parmi les individus nés pendant les orages de notre révolution un grand nombre sont atteints de tics nerveux, de névroses ou d'affections mentales. Ces exemples sont d'autant plus nombreux que les contrées et les localités ont davantage été troublées par les dissensions civiles et politiques. On voit d'après cela combien le moral des femmes exige de précautions et de ménagemens pour que la grossesse ne soit point troublée.

Comme il est impossible de les mettre en garde contre les catastrophes et les événemens subits, il est néanmoins facile de prévenir la lecture d'ouvrages qui retracent à l'imagination quelque spectacle épouvantable, d'éviter les récits indiscrets, les prédictions inquiétantes et les narrations pénibles. Il faut au contraire appliquer à leur esprit faible une sorte de traitement moral, qui doit consister principalement dans des occupations variées et à leur donner des distractions. Les Spartiates connaissaient si bien l'influence des sensations de la mère sur le fœtus, qu'ils avaient le plus grand soin d'entourer leurs femmes d'objets agréables pendant tout le temps de leur grossesse.

Certains préceptes sont quelquefois si opposés aux impulsions naturelles, qu'on pourrait justement taxer d'absurdité leur recommandation. La continence, que quelques philosophes ont regardée comme nécessaire pendant tout le temps de la gestation, ne peut pas être raisonnablement indiquée comme une précaution nécessaire de la part des femmes enceintes. Platon regarde comme un homicide de rechercher alors les embrassemens de sa femme; quelques casuistes ont prétendu que la même action était criminelle. Zacchias dit que les femmes sont en droit de se refuser à l'acte conjugal. Quelques historiens ont rapporté que certains peuples séquestraient leurs femmes aussitôt que les premiers symptômes de grossesse se manifestaient. Après tout, est-il permis de pénétrer dans les secrets du lit nuptial et d'en régler les actes par un code ? Les droits qu'on y acquiert ne peuvent guère s'exercer que d'un commun aveu; ou bien quand le cœur commande, il déjoue tous les préceptes froidement calculés.

L'amour ne peut donc pas être considéré comme sentiment spéculatif; aussi, l'on s'est grossièrement trompé en citant les animaux pour prouver que la continence chez les femmes enceintes était un vœu de la nature. Dans les premiers l'amour est tout physique, il n'a guère qu'une époque; les animaux ne choisissent point parmi les individus de leur espèce pour y satisfaire. Dans l'espèce humaine, au contraire, l'idée du plaisir devance toujours le bonheur; l'amour ne vient que d'impressions agréables que produit un sexe sur l'autre par quelques qualités physiques, ou d'un sentiment délicieux que déterminent certaines perfections morales, et enfin d'une sorte d'empire réciproque qui naît des rapports dans les goûts. Dès-lors que la femme se montre enceinte est-elle d'ailleurs sans charmes? On n'ignore point que beaucoup y gagnent même pendant les premiers temps, et deviennent plus attrayantes : un grand nombre aussi, loin de se refroidir, ont les passions plus vives. Cependant après la conception le but de la nature est rempli ; mais dans cet acte important elle n'a point étouffé sans retour le sentiment qui y a présidé.

Si l'amour, dans l'espèce humaine rallume sans cesse son flambeau, ce n'est point pour consumer son propre ouvrage. Et cet ouvrage est d'autant plus fragile qu'il approche davantage du moment de sa création ; or, sa destruction devrait donc arriver le plus souvent peu de temps après, ce qui serait difficile à constater. S'il est des circonstances où tel sacrifice est nécessaire, il n'appartient qu'au médecin sage et éclairé de les apprécier, et de régler les mesures qu'elles nécessitent. Nous n'aborderons point un grand nombre de questions qui se rattachent à ce point d'hygiène, pensant que le bon sens et la sagacité sauront suppléer à des explications que réprouvent la pudeur et la modestie.

Indépendamment des nombreux accidens qui surviennent dans le cours de la grossesse et qu'on peut considérer comme des états maladifs, les divers appareils de l'économie sont sujets à quelques dérangemens qu'on peut en quelque sorte regarder comme des phénomènes naturels. L'ouïe devient quelquefois si sensible que le moindre bruit insolite est insupportable ; nécessairement les fortes

détonations doivent produire des secousses violentes et pénibles, aussi doit-on empêcher que les
femmes s'exposent à les entendre quand elles n'y
sont point accoutumées. L'odorat peut acquérir
de même un degré de sensibilité tel, que toute
odeur un peu forte, agréable en d'autres temps,
devient alors très-incommode; il en est surtout
qui affectent si péniblement, que leur impression
passagère suffirait pour donner lieu à des accidens
graves. Pline dit qu'il est des femmes si délicates que
l'odeur d'une chandelle mal éteinte est capable de
les faire accoucher avant le terme (1), ce que Liebaut
assure avoir vu lui-même.

De toutes les fonctions il n'en est aucune qui
offre plus d'anomalies que la digestion (2). On est
presque toujours étonné des bizarres appétits dont
sont tourmentées les femmes enceintes. Il ne serait
pas toujours prudent de les satisfaire, surtout
quand ils sont décidés pour quelques substances
dont l'ingestion ne serait point sans danger. Mais
quand ils ne demandent que des choses qui ne sont
point réfractaires ni pernicieuses à l'estomac, on
peut les permettre. Cependant, dans cette circonstance, beaucoup de substances semblent ne point
agir de la même manière que dans l'état ordinaire.
Je connais plusieurs femmes qui pendant leur grossesse, pour satisfaire leur envie, ont bu du vinai-

(1) Pline, *Hist. nat.*, l. VII, c. 7.
(2) *Thesaurus sanitatis.*

gre, de l'eau-de-vie ou quelque autre liqueur forte, bien au-delà de ce qu'il en faut pour rendre malade, sans cependant en avoir éprouvé la plus légère incommodité ; ce qui prouve que les appétits les plus bizarres et les plus ridicules ne sont que des besoins naturels, qu'il ne serait pas toujours prudent de contrarier trop fortement.

La saignée, qu'on pratique le plus souvent sans nécessité, mais non sans danger, chez les femmes enceintes, est devenue pour ainsi dire une coutume, entretenue par le préjugé et l'ignorance. Beaucoup de femmes sont si persuadées de son utilité, que si elles y manquaient, quoiqu'elles se portassent bien, elles croiraient ne point accoucher heureusement. On est donc forcé quelquefois, pour mettre un terme à leur crainte, de céder à leur croyance. Ceux qui ne voient dans la grossesse qu'un état morbide, attribuent à la pléthore sanguine toutes les indispositions qui l'accompagnent, et croient y remédier par les saignées : aussi voiton des femmes qui, malgré leur complexion délicate, subissent cette coutume, sans être pour cela rendues à la santé.

Parmi le peuple surtout on use largement de la saignée. Il n'est point inutile de dire ici que les sages-femmes et les accoucheurs charlatans entretiennent cet usage plus par calcul que par nécessité. En conseillant la saignée et la pratiquant eux-mêmes, ils gagnent déjà la confiance des femmes pour les aider dans leur accouchement. Je ne crains point de révéler de tels abus, auxquels conduisent tant de motifs différens. Si les funestes effets en restent inconnus, c'est qu'ils ne se manifestent point immédiatement après. L'aphorisme d'Hippocrate, *mulier in utero ferens, sectâ venâ abortit, eòque magis si sit fœtus grandior*, ne trouve point constamment son application. En signalant l'inutilité ou les dangers de la saignée ce n'est point la défendre, mais c'est avertir que les femmes enceintes ne doivent jamais s'en rapporter qu'au médecin éclairé. Nous observerons que beaucoup de malaises qui sont attribués à la pléthore sanguine reconnaissent tout autre cause. Les étourdissemens, les maux de tête, la lassitude générale, le défaut d'appétit, etc., dépendent bien plus souvent de l'état de constipation où se trouvent la plupart des femmes grosses. Toutes ces indispositions cèdent le plus souvent en rétablissant la liberté du ventre.

Pendant la grossesse, les femmes paraissent en général moins susceptibles de contracter un grand nombre de maladies que dans toute autre circonstance; il est néanmoins prudent de les éloigner des foyers de contagion et des lieux où règnent des maladies épidémiques. A l'égard de quelques maladies virulentes la nature semble faire exception. Nous ne parlerons ici que de la syphilis sous le rapport de l'hygiène du fœtus, et nous demanderons si le traitement doit être modifié. J'ai plusieurs exemples que des femmes ont porté pendant tout

le temps de leur grossesse des affections vénériennes sans que leur santé en ait été sensiblement altérée, et sans que le fœtus en ait ressenti les effets.
Swediaur et Bosquillon, en regardant comme dangereux d'abandonner ces affections à elles-mêmes
pendant le temps de la grossesse, ont plutôt rai-
sonné d'après des présomptions que d'après des
faits. Il ne faut donc point, à l'exemple de ces auteurs, soumettre les femmes au traitement mercuriel, qu'ils disent avoir employé avec succès. Il est
bien rare, au contraire, que ce traitement ne soit
pas suivi d'accidens fâcheux, en portant une atteinte
directe ou consécutive à la santé du fœtus.

Dans ses rapports avec l'hygiène du fœtus l'accouchement offre quelques considérations importantes. Les circonstances de cette opération n'étant
point constamment les mêmes, il n'est donc pas
inutile de signaler les inconvéniens qui peuvent résulter d'une pratique mal entendue, puisqu'elle est
quelquefois au détriment du nouvel être. La plupart des accouchemens sont naturels et peuvent se
terminer sans le secours d'une main étrangère.
Mais la crainte réclame sans cesse assistance, tandis que la sollicitude et l'humanité ont toujours
des auxiliaires à offrir. Telles sont sans doute les
raisons qui ont porté à faire d'une opération de la
nature un art pratique et rationnel. Dans les temps
les plus reculés, chez les Egyptiens au moins, les
accouchemens étaient pratiqués par les femmes.
Chez les Grecs même, l'usage était de ne permettre

la pratique des accouchemens qu'à des femmes qui déjà avaient eu des enfans (1). L'aréopage d'Athènes décida cependant ensuite que cette partie de l'art de guérir serait réservée aux médecins, vu que les femmes n'avaient pas toujours l'instruction nécessaire pour l'exercer. Les Grecs sentaient mieux que nous la nécessité d'exclure de cette pratique importante un sexe qui ne saurait toujours avoir la prudence et l'habileté nécessaires pour agir d'une manière rationnelle.

Il est fâcheux que l'on n'ait point encore jugé de toute l'incapacité des femmes pour seconder le but de la nature dans cette circonstance; entre les mains du plus grand nombre, cet art utile n'est fondé que sur la routine, qui, à tous égards, est plus nuisible que profitable à la société. La pratique des accouchemens devrait donc appartenir uniquement à ceux qui exercent toutes les parties de l'art de guérir, ou réservés à quelques-uns qui s'y adonneraient exclusivement. Il ne faut point penser que tous ceux qui se livrent à l'exercice de la médecine soient capables de devenir habiles dans les accouchemens, où il faut plus d'habitude, d'adresse et de dextérité que de science, plus de prudence et de circonspection que de génie. A ce défaut de qualités physiques et morales on pourrait rapporter un grand nombre d'accidens qui surviennent pendant ou après cette opération.

_____

(1) Platon, *Dialogue de la Science.*

Rien sans doute n'ébranle davantage la fermeté que les cris de la douleur et les questions pressantes. Pour faire cesser l'une et mettre un terme aux autres, il n'est point nécessaire de brusquer la nature ni de devancer ses intentions. Aucun autre sentiment que celui de l'humanité ne me porte à dire que des praticiens se croient obligés de se rendre utiles et de faire preuve d'habileté en ayant recours à des moyens que la patience rendrait tout-à-fait inutiles. Il faut au contraire applaudir à cette prudence qui repousse tous moyens accessoires. S'il en était besoin, je pourrais citer d'habiles accoucheurs qui, après quarante ans de pratique, m'ont assuré n'avoir trouvé qu'un très-petit nombre de cas dans lesquels ils auraient pu avoir recours au forceps, mais que cependant il ont toujours su s'en passer. J'ai vu des femmes rester pendant quatre jours en travail et accoucher fort heureusement. Je citerai un cas particulier, d'un enfant pesant à sa naissance 13 livres 3/4, qui est venu naturellement fort heureusement après être resté plus de 48 heures au passage.

Grand nombre de faits m'autorisent à croire que tous les moyens violens auxquels on a recours, s'ils ne sont point dangereux, sont du moins inutiles toutes les fois qu'il n'y a point de vice de conformation ou quelques différences de proportions de part ou d'autre. Pourquoi la nature eût-elle été moins favorable à l'espèce humaine qu'aux autres animaux ? Considérons les femmes

des campagnes, qui pour la plupart accouchent fort
heureusement, sans d'autre secours que ceux d'une
voisine. Si au contraire les accouchemens dans les
grandes villes sont réputés laborieux, s'ils sont plus
souvent suivis d'accidens, si enfin beaucoup d'enfans survivent peu de temps à leur naissance, dans
le nombre des causes les secours indiscrets et les
manœuvres maladroites y sont pour beaucoup.

ARTICLE II.

Des premiers soins à donner au nouveau-né.

L'IDÉE des premiers soins à donner à l'enfant naissant, est moins pour l'espèce humaine, dans l'état civil, un ordre de la nature qu'un usage consacré par l'habitude. Toutes les femmes se reposent entièrement sur le zèle des assistans; et celle qui accoucherait dans l'isolement serait alors fort embarrassée pour secourir son enfant, si elle n'était point instruite par l'expérience. Les animaux, auxquels nous nous croyons bien supérieurs, rendent cependant à leur progéniture tous les soins que réclament leur infirmité : tous les quadrupèdes coupent avec leurs dents le cordon ombilical de leurs petits et les nettoient.

Aussitôt que l'enfant a vu la lumière, on le sépare de la mère en tranchant le cordon ombilical, à la distance de quelques travers de doigt du nombril. Cette opération se pratique avec des ciseaux ou tout autre instrument tranchant. On est dans l'usage d'en faire la ligature, mais cette précaution ne peut point être regardée comme une chose indispensable, puisque beaucoup de peuples négligent de la faire. La ligature du cordon ombilical n'entraîne point, comme on le croit communément, des hémorrhagies; car le sang qui s'échappe alors qu'on le tranche, n'est que celui qui déjà était contenu dans les vaisseaux dont il se compose (1): cette précaution est donc plutôt une coutume qu'un précepte rationnel. Les soins que nécessite ensuite cette opération sont tout-à-fait sans importance : on entoure simplement l'ombilic de compresses fendues avec lesquelles on enveloppe la portion restante du cordon, et le tout est maintenu à l'aide d'un petit bandage circulaire.

On sait que les peuples de l'antiquité plongeaient les nouveau-nés dans les fleuves et même dans l'eau glacée : ceux du Latium, les Helvétiens, les Celtes et les Germains, observaient religieusement cet usage. Presque tous les peuples qui ne sont qu'à cet état de civilisation commençante observent cette coutume de laver dans l'eau froide les enfans naissans, pour les endurcir aux intempéries de l'air et leur procurer un tempérament robuste.

Durum è stirpe genus, natos ad flumina primùm
Deferimus, sævoque gelu duramus et undis.

Cette pratique est encore suivie chez toutes les na-

---

(1) Aussitôt que l'enfant a respiré, le sang ne passe plus par les artères ombilicales, quoique ces conduits restent encore béans. Ce phénomène n'établit point une question physiologique; il tient tout-à-fait à une disposition physique : c'est-à-dire que, ces vaisseaux formant avec la partie descendante de l'iliaque un angle très-obtus, le sang ne peut point rétrograder, ni aller en sens inverse de sa première impulsion.

tions du nord de l'Europe. Il est facile de pressentir les dangers d'un usage semblable et ses funestes résultats. Rien n'est plus capable de disposer à l'endurcissement du tissu cellulaire, maladie souvent mortelle, que l'immersion dans l'eau froide.

Dans chaque localité et même dans chaque famille on a adopté une manière particulière de nettoyer les nouveau-nés, et le plus souvent encore cette opération est selon le préjugé des sages-femmes. Tantôt on se sert d'eau tiède légèrement savonneuse ou aromatisée avec quelque essence, ou bien animée avec de l'eau-de-vie et du vin; tantôt on emploie le vin pur tiède. Desessart approuve et veut que l'on conserve ce dernier usage (1). Rousseau, avec beaucoup plus de raison, blâme et condamne toutes ces coutumes qui s'écartent tout-à-fait des lois naturelles, et qui ne sont bonnes tout au plus que dans quelques cas particuliers, mais il n'appartient qu'au médecin de les préciser. La propreté n'étant que le seul précepte d'hygiène à observer ici, les moyens les plus simples et les plus doux doivent mériter la préférence.

Tout le corps des nouveau-nés est recouver d'une sorte d'enduit sébacé qu'il faut enlever à l'aide d'une éponge fine et de l'eau chaude. Quelquefois il arrive que l'épaisseur et la ténacité de cet enduit sont telles, que l'eau est insuffisante pour

___

(1) Desessart, *Educat. phys. des Enfans*, p. 76.

le détacher : on peut alors avoir recours à quelques corps gras, du beurre frais ou de l'axonge récente. Après quoi on lave l'enfant avec de l'eau tiède, et on l'essuie doucement avec un linge sec. Cette manière de nettoyer les enfans n'est pas seulement la plus simple et la plus commode, mais elle est aussi la meilleure et la plus salutaire, et doit être préférée à toutes les autres, qui ne sont fondées que sur des raisons ridicules et imaginaires.

Aussitôt que l'enfant est nettoyé, on lui passe une petite camisole d'étoffe de laine ou de coton, fendue derrière et garnie en dedans d'une chemise de toile, le tout fixé à l'aide d'épingles ou de rubans de fil (1). La partie inférieure du tronc et les membres correspondans sont enveloppés d'un ou de plusieurs langes de toile, et qu'on appelle couches; une couverture plus ou moins épaisse complète extérieurement l'appareil du maillot.

Malgré la défectuosité de cet appareil et l'état de gêne dans lequel il tient l'enfant, il serait néanmoins difficile d'en adopter un meilleur et plus avantageux. Cette manière de vêtir les nouveau-nés semble même offrir quelque avantage sur tous les autres modes qu'on a proposés. Dans les saisons et les climats froids, le maillot est plus propre à retenir la chaleur si nécessaire au nouvel être. Cette espèce d'étui dans lequel est logé l'enfant donne beaucoup

(1) Voyez les *Lettres de Mme Fabvre-d'Olivet.*

plus de facilité à le mouvoir et à le déplacer; car
la mollesse de ses organes ne permet point de le
saisir facilement sans la crainte de froisser trop fortement ses membres délicats. Quant à la tête, on
la recouvre d'un petit béguin de toile et d'un
bonnet piqué ou de tricot. Cette coiffure ne sera
point maintenue comme on le fait communément
par des brides attachant sous le menton, qui ont
l'inconvénient de serrer trop fortement, et de gêner
la respiration et la circulation. Il sera bien préférable de fixer le bonnet à la brassière de l'enfant
à l'aide de deux rubans de fil, et d'une manière
assez lâche pour que la tête ne soit point gênée dans
ses mouvemens.

Le premier âge ayant besoin de chaleur, il importe que le nouveau-né soit toujours dans un milieu tempéré. La chaleur vitale comme celle de la
mère lui convient le mieux. Les quadrupèdes ré-
chauffent leurs petits en les accollant à leur ventre. Les gallinacées forment en étendant leurs ailes
un abri sous lequel viennent se tapir leurs pous-
sins. Les oiseaux garnissent le fonds de leur nid de
substances soyeuses pour qu'elles retiennent mieux
la chaleur. Les reptiles et les poissons recherchent
le soleil. Enfin, à certains animaux, les didelphes,
les kanguroos, la nature a donné aux femelles une
sorte de poche dans laquelle les petits naissans se
tiennent chaudement rassemblés. On voit par là
combien il est contraire à la nature d'exposer au
froid les nouveau-nés. Il faut cependant éviter de

les tenir dans une température trop chaude, et ne point les étouffer en les couvrant entièrement, comme le font quelques mères dans leur sollicitude mal entendue.

Sans que l'enfant ait besoin de nourriture dès la naissance, le désir de téter se manifeste cependant aussitôt. Dans quelques localités on satisfait de suite à ce besoin, tandis qu'ailleurs l'usage est de ne donner que douze heures après le sein à l'enfant. Dans cet intervalle, disent les praticiens, il se débarrasse du *meconium* et de l'urine qui distend la vessie. Et même pour favoriser ces excrétions, la plupart des sages-femmes et quelques accoucheurs donnent à l'enfant un peu de vin sucré, de la mâne fondue, du sirop de chicorée ou de roses pâles. Mais ne doit-on pas taxer d'imprudence d'ingérer des substances irritantes ou purgatives que l'estomac délicat des nouveau-nés ne saurait convenablement supporter. La nature prévoyante n'a-t-elle pas préparé dans les mamelles de la mère une liqueur préférable à toute autre ? c'est le *colostrum*, sorte de lait laxatif, nutritif, doux et sucré en même temps. Quand une mère ne voudrait pas allaiter son enfant, elle ne devrait jamais au moins lui refuser cette première liqueur que rien ne saurait remplacer. C'est le remède le plus efficace pour débarrasser le nouveau-né plus complétement du méconium : *ad quod meconium expellendum egregiè conducit primum illud lac tenue, sive aquosum, puerperarum recentium, si ipsæ lactant in-*

fantem (1). Il ne faut donc point, à l'exemple de quelques médecins, interdire aux nouveau-nés le premier lait auquel ils attribuent des qualités malfaisantes.

Pour l'enfant, l'objet principal est la nourriture, puisque c'est d'elle que dépend le développement et l'accroissement organique. Il ne faut point perdre de vue les considérations importantes qui s'y rattachent, comme le temps auquel il est besoin d'y satisfaire, et le choix de l'aliment qui convient le mieux. L'enfant, dit-on, ne manifeste le désir de téter que douze heures après la naissance. Tout nous porte à croire que ce besoin se fait sentir beaucoup plus tôt, puisque nous voyons que les enfans saisissent le mamelon aussitôt la naissance, et que les petits des bêtes cherchent la mamelle de leur mère. Si quelques enfans restent de longs intervalles sans manifester un besoin pressant de se nourrir, il faut attribuer ce retard aux différentes boissons qu'on est dans l'habitude de leur donner, et plus souvent à l'eau sucrée, qui a cela de particulier, d'apaiser la faim (2).

----

(1) Heister, *Medica practica*, p. 405.

(2) Il est incontestable que tous les liquides, l'eau pure même, en déterminant par leur présence l'érection et le jeu des organes de la digestion, sans servir à la réparation des forces, soutiennent pendant quelque temps les mouvemens de la vie. Ils agissent alors de la même manière que les alimens qui n'ont point encore subi d'élaboration.

La prudence et l'humanité demandent impérieusement de ne point laisser pendant plus de douze heures les nouveau-nés sans leur donner le sein maternel ou celui d'une autre nourrice : aussi est-il toujours sage de la part d'une mère d'avoir sur les lieux celle qui doit être chargée de ce soin. Ce défaut de précaution est souvent préjudiciable au nouvel être, s'il reste long-temps privé de nourriture. Dans l'attente d'une nourrice, j'ai vu de ces tendres créatures rester quelquefois plus de quarante-huit heures sans autre aliment que de l'eau sucrée. On sent combien cette abstinence prolongée peut être dangereuse pour ces êtres débiles qui ne sont mus alors que par le pressant besoin de se nourrir.

Dans tous les cas, le premier lait qu'on donne à l'enfant doit être en petite quantité. Cette précaution est indispensable pour prévenir les vomissemens et les coliques, accidens qui surviennent presque toujours quand les enfans sont livrés à des nourrices peu intelligentes. A plus forte raison quand il y a vingt-quatre heures et plus que l'enfant est né, il ne faut point, en lui donnant le sein pour la première fois, le laisser assouvir sa faim ; il vaut mieux qu'il ne prenne qu'une petite quantité de lait d'abord, pour le présenter à la mamelle quelques instans après, et accoutumer ainsi graduellement son estomac à supporter le nouvel aliment. Sans cette précaution, on expose l'enfant à de nombreuses indispositions, à des hoquets, vomissemens, coliques et diarrhées; accidens auxquels il est difficile de remédier, et très-souvent suivis de funestes résultats. On se plaint de ce qu'il meurt tant d'enfans au premier âge, surtout dans les premiers jours de la vie : eh! qui n'en voit la cause dans nos coutumes pernicieuses, que perpétuent l'ignorance et la routine.

ARTICLE III.

De l'Allaitement maternel.

TOUTES les femmes sont appelées par la nature à nourrir leurs enfans ; celles dont l'état de santé leur permet de remplir ce devoir, et qui ne s'en acquittent point, manquent essentiellement au vœu qu'elles - mêmes se sont imposé en devenant mères. Cette pratique malheureuse, de confier les devoirs de la maternité à des mains étrangères, dut sans doute dans le principe relâcher le lien des familles et devenir fatale à toute association. Nés avec cette coutume, ses inconvéniens nous paraissent moins évidens ; mais, pour le philosophe et l'homme éclairé, en est-elle moins une violation d'une des premières lois de la nature ?

A tous égards, il serait digne d'un gouvernement sage, auquel les plus chers intérêts de la société sont précieux, de faire revivre un usage trop négligé aujourd'hui, soit en donnant un juste relief aux bonnes mères, soit en humiliant les femmes qui négligeraient un devoir si essentiel au perfectionnement physique et moral. Au temps de Démosthènes, on honorait les mères qui nourrissaient leurs enfans, tandis que celles qui les éloignaient de leur sein devenaient l'opprobre de leur sexe. Pendant les beaux siècles de Rome, chaque dame romaine donnait son propre lait à son enfant. Les Chinois ne regardent point comme une véritable mère celle qui ne nourrit point. C'est l'allaitement maternel qui a conservé aux Géorgiennes depuis bien des siècles le plus beau sang du monde. En Hollande et en Allemagne les femmes se font encore un honneur de nourrir leurs enfans. Mais chez aucune nation les devoirs de la maternité ne sont autant négligés qu'en France. Cependant au temps de la reine Blanche toutes les dames nourrissaient leurs enfans; la mère de saint Louis en donnait elle-même l'exemple (1). Cet usage, fondé

---

(1) Pour juger combien le devoir de l'allaitement était cher aux femmes du siècle de saint Louis, il suffit de connaître ce trait de tendresse maternelle de la part de la reine Blanche. Un jour que la reine était dans un violent accès de fièvre, une dame de qualité, qui, pour plaire à sa majesté ou pour l'imiter, nourrissait aussi son fils, voyant le petit Louis souffrir de la soif, s'ingéra de lui donner la mamelle. La reine, revenue de son accès, prit son fils et lui donna la sienne, mais le petit Louis n'en voulut point. La reine d'abord en soupçonna la cause, et elle feignit de remercier la personne à qui elle était redevable du bon office rendu à son fils. La dame, croyant faire sa cour à la reine, avoua que les larmes du petit Louis l'avaient si vivement touchée, qu'elle n'avait pu s'empêcher d'y porter remède. Mais la reine, au lieu d'être reconnaissante, la regarda d'un air dédaigneux, et enfonçant son doigt dans la bouche de son enfant, elle le contraignit de rendre tout ce qu'il avait pris. La reine dit qu'elle ne pouvait endurer qu'une autre femme eût droit de lui disputer la qualité de mère. Varillas, *Minorité de saint Louis*, p. 10. Bayle, p. 804, t. I, 1re édit.

sur un principe de morale religieuse et naturelle, se soutint jusqu'au quinzième siècle ; à cette époque, où les mœurs et les coutumes ultramontaines furent importées en France, François Ier, arbitre du bon ton et de la galanterie, en attirant les femmes à sa cour , et avec elles la politesse et l'élégance , donna ce goût pour les fêtes et les amusemens qui ne saurait toujours se concilier avec les intérêts les plus chers. Fidèles imitateurs du prince , les grands introduisirent dans la société cette courtoisie aimable , d'autant plus séduisante que les lettres lui prêtaient leur pouvoir magique. L'art de plaire devint une étude et l'unique occupation de celles qui, avant l'invasion de la pantomime italienne , trouvaient tout leur bonheur à remplir les devoirs d'épouses vertueuses , et à mériter le titre de mère. A la cour des Médicis , ces goûts et ces mœurs se conservèrent ; à celle de Louis XIV, ils se montrèrent avec tout l'éclat de la magnificence , et depuis se sont conservés comme les *principaux attributs du caractère national.*

C'est moins sous le rapport de la morale publique que dans l'intérêt des vertus privées qu'il faut considérer l'allaitement maternel. Si une femme a des entrailles de mère, comment concevoir qu'après avoir porté pendant neuf mois dans son sein un être qu'elle ne connaissait point, elle puisse s'en séparer aussitôt qu'elle le voit plein d'existence, implorant ses secours, et occupant déjà une place dans le monde? Une mère , en se pénétrant bien que le salut de son enfant dépend souvent de ses soins, frémirait à l'idée de s'en séparer. La crainte et l'inquiétude viendraient sans cesse assiéger son âme et troubler sa sécurité.

Pour la femme qui n'a point d'occupations journalières, les devoirs de la maternité peuvent la préserver de tous les dangers auxquels entraîne l'oisiveté. La vue de son enfant devient bientôt pour elle le plus beau des spectacles. Chaque instant réclamant de nouveaux soins, lui prépare aussi de nouveaux plaisirs. O femme! si tu cèdes aux inspirations de la nature, vois quelle sera ta récompense! Chaque jour sera pour toi une aurore de bonheur; par tes soins maternels, tu resserreras, n'en doute point, les liens de l'hymen; tu transformeras souvent l'indifférence en la plus tendre affection : dès-lors le sage honorera ta vertu, tu commanderas le respect et l'amitié. Eh! que faut-il de plus pour te rendre à la plus douce félicité?

Outre ces considérations morales, il en est qui se rattachent à la santé, qui ne sont pas moins importantes. Refuse-t-on à l'enfant le lait maternel, veut-on arrêter le cours de ce nectar précieux, aussitôt la nature en punit la mère ingrate. Cette douce rosée se change en un véritable ferment, et devient le levain d'une foule de maladies. Malheur à celle qui voudra dessécher et tarir la source de la première nourriture de l'homme (1)! Changer

---

(1) **Aulu-Gelle**, *Noct. attic.*, l. **XII**, c. 1, p. 281.

la direction du lait, c'est changer l'ordre des fonctions vitales ; c'est ouvrir une nouvelle source à une foule de maladies que ne connaissent point celles qui nourrissent.

Mais l'objet principal de l'allaitement maternel est la santé de l'enfant. Rien ne saurait remplacer la nourriture que la nature lui a préparée, et jamais dans un autre sang il ne saurait trouver l'aliment qui lui convient le mieux d'abord. Quand l'enfant ne cesse point de puiser à la même source les élémens de la vie, ses organes se les approprient mieux, et leurs fonctions s'exécutent sans aucun trouble :

> *Præterea cùm res ab eodem semine cretas*
> *Dulcior humorum concordia misceat ultrò,*
> *An cibus esse potest naturæ acceptior ullus,*
> *Ipse suo quam si de sanguine sanguis alatur ?*
>
> Scæv., *Sam. pæd.*, l. I.

Une nourriture qui lui est étrangère ne peut être assimilée à sa propre substance sans porter quelques dérangemens dans l'harmonie des fonctions vitales. D'ailleurs, n'est-il pas évident que le lait déjà vieux d'une nourrice est trop épais et trop substantiel pour un estomac délicat qui essaie ses forces et qui commence ses fonctions. Sous tous les rapports, le lait de la mère est donc celui qui convient le mieux à l'enfant.

Indépendamment des influences bienfaisantes du lait maternel, il faut encore que ce précieux

liquide soit donné à propos et en quantité suffisante. Une mère peut seule s'assujettir à donner à
temps fixe le sein à son enfant. Une nourrice, au
contraire, se règle moins sur les besoins du nouvel
être que sur ses propres occupations. Après avoir
laissé long-temps un enfant souffrir de la faim,
elle lui donne ensuite un lait trop abondant pour
qu'il n'en soit pas incommodé. De ces intempérances naissent le plus grand nombre des maladies
qui accablent le premier âge. J'ai vu de ces innocens qu'on avait inhumainement laissé jeûner,
se gorger outre mesure de lait, le rendre ensuite
par la bouche, le nez, et en être suffoqués. Malgré tout, on les couche dans des positions gênantes,
on les berce impitoyablement, et en voilà plus
qu'il ne faut pour empêcher la digestion, et porter un trouble mortel dans toutes les fonctions de
la vie.

Toute mère qui voudra s'acquitter de ce devoir
important, y trouvera plus d'une récompense.
En assurant à son enfant une meilleure santé,
elle peut espérer aussi de former un cœur digne
de ses tendres soins. Celle, au contraire, qui dé-
daigne de remplir cette obligation, court risque
de perdre les plus beaux de ses droits.

> Ah! pour rendre leurs cœurs sensibles,
> Vous devez les aimer pour eux.
>
> SABATIER, *Ode aux Mères.*

Si une mère est douce, bonne, prévenante et

caressante, elle pénétrera ce jeune cœur de tous les sentimens qui l'animent. Le feu de l'amour filial allumé par ses soins peut seul faire germer dans son âme les précieuses semences qu'elle renferme, et qui avorteraient à défaut de ce précieux élément. L'amour filial est le plus bel ouvrage d'une mère, il devient le fondement de ses plus belles espérances, puisqu'elle doit attendre tout de lui. Il n'est pas seulement le plus puissant lien des familles, mais, dans l'ordre social, il est souvent le mobile des élans les plus généreux, et la source de vertus sublimes. En réveillant le sentiment de l'honneur, il peut mettre un frein à la fougue de la jeunesse, et devenir dans l'infortune la plus douce consolation.

O toi qui abjures le plus saint des devoirs, si tu pouvais calculer toutes les conséquences de ton ingratitude, tu frémirais à l'idée de te séparer de celui auquel tu viens de donner le jour. Songe avant tout que son amour sera toujours la mesure de ta sollicitude; car il ne faut pas croire que la raison suppléc jamais à la tendresse naturelle. L'enfant connaît bientôt celle qui lui prodigue ses soins : la première image qui se peint dans ses yeux est celle de sa nourrice, qu'il connaît bientôt; le premier usage qu'il fait de ses lèvres, de ses mains et de sa voix, est de lui sourire, de la caresser et de bégayer un nom qui n'est point le sien.

De quel prix ne sont pas pour une mère les premières expressions de cet amour naissant? Le besoin enfin de jouir de ce bonheur se fait-il sentir, que de larmes ne va-t-il pas coûter à ce jeune être, pour lequel la véritable mère n'est encore qu'une étrangère. Si l'on vient à le séparer de celle qui lui a prodigué ses soins, aussitôt le sourire innocent abandonnera ses lèvres, les sanglots et les soupirs viendront remplacer les doux accens de sa voix native; s'il lui échappe quelque nom, il appartient encore à celle qu'il ne voit plus; il refuse et repousse tout ce qu'on lui offre, il perd l'appétit, l'incarnat de ses joues est remplacé par la pâleur, sa gaîté enfantine s'est changée en tristesse, et tous ces phénomènes sont fréquemment de funestes présages.

Ce serait une erreur de croire que les enfans au premier âge ne sont point susceptibles d'affections morales profondes. J'en ai vu un très-grand nombre atteints de nostalgie, et devenir gravement malades. La nostalgie des enfans n'a point encore été signalée; cependant elle mérite à tous égards une attention spéciale. Toujours est-il qu'on doit la considérer comme la conséquence d'une séparation trop subite. J'ai vu de ces malheureux enfans ramenés à leurs parens tomber malades aussitôt. Ceux qui en méconnaissent la véritable cause soumettent ces infortunés à un traitement souvent dangereux, tandis qu'on est presque toujours assuré de les rendre à la santé en les reportant où leurs premières habitudes ont pris naissance.

C'est en ayant égard à tous les soins et à toutes

les précautions que réclame l'enfant du premier âge, qu'on entrevoit tous les inconvéniens et tous les dangers qu'il encourt étant confié à une nourrice étrangère. La plupart des nourrices mercenaires ne font que ce qu'il faut pour lui conserver l'existence, mais rien de ce qui peut être favorable à sa croissance. Quelquefois pauvre et malheureuse, elle peut à peine se sustenter elle-même, ou ne fera usage que de mets grossiers et de mauvaise nature ; tantôt elle se livrera à des intempérances ou bien à des excès coupables, et souvent elle portera dans son sein un nouveau fruit qui frustre le jeune étranger d'une nourriture qu'il pourra avoir payée d'avance. Peu importe à ces malheureuses, tant que la nature ne les aura point trahies, elles nourriront misérablement l'enfant qu'on leur aura confié, et préféreront, par leur dissimulation, creuser son tombeau, à sauver ses jours par un aveu qui les priverait de leur salaire. Tant de raisons sont donc plus que suffisantes pour persuader aux mères de nourrir elles-mêmes leurs enfans.

Il serait injuste cependant d'accuser uniquement les femmes de ne point remplir tous les devoirs de la maternité. Des maris insensés imposent souvent à une mère sensible et tendre la privation de nourrir son enfant, et ce pour n'avoir point à supporter tous les dégoûts que donne la première enfance ; comme si le bonheur de la paternité pouvait s'acquérir sans quelques sacrifices.

Indépendamment des considérations domestiques et des usages qui privent les enfans de l'allaitement maternel, il existe un grand nombre de causes physiques ou morales qui le rendent impossible ou qui doivent s'y opposer. Au physique, une mère n'est pas toujours dans des conditions favorables pour remplir le devoir qu'elle-même voudrait s'imposer. Quelques femmes sont même dans l'impossibilité absolue de donner à leur enfant le premier aliment, puisqu'il en est dont les mamelles sont tout-à-fait stériles, ou ne fournissent qu'une très-petite quantité de lait. Les Islandaises en ont si peu qu'elles peuvent à peine allaiter quelques jours leurs enfans.

Les femmes d'une complexion frêle et délicate ne pourraient nourrir long-temps sans danger. L'espèce de fluxion que l'allaitement détermine vers les mamelles détourne la nutrition des autres parties. Quand cette révulsion est trop considérable, il s'ensuit l'amaigrissement, l'épuisement et le marasme; aussi, lorsque la santé se trouve altérée par le seul fait de l'allaitement, il est toujours prudent, de la part d'une femme, de ne point persister à nourrir; bientôt elle ne serait pas la seule victime de sa sollicitude : son enfant, ne trouvant plus en elle l'aliment suffisant, dépérirait et succomberait.

Dans la classe indigente, on voit souvent des malheureuses, manquant de nourriture ou d'autres choses de première nécessité, tomber dans un état de marasme effrayant en s'épuisant pour leur enfant, tandis que celui-ci vieillit sans croître, et meurt après quelques mois sans avoir plus de volume qu'il n'en avait à la naissance.

Les jeunes femmes dont la peau est délicate ont beaucoup à souffrir quelquefois dans l'allaitement, par les tiraillemens que l'enfant exerce sur le mamelon dans la succion : le sein s'excorie et se déchire, de petits ulcères se manifestent, et même souvent des abcès accompagnés de douleurs cruelles. De pareils accidens mettent souvent les femmes dans l'impossibilité de nourrir long-temps.

Certaines maladies constitutionnelles, a-t-on dit, doivent exclure les mères de l'allaitement. Cependant on ne peut point affirmer encore si quelques vices morbifiques dont la santé peut être entachée sont susceptibles d'être transmis à l'enfant avec le lait. Cette transmission peut avoir lieu, mais non dans tous les cas. Un grand nombre d'observations sont pour la négative; car j'ai vu des femmes perclues de douleurs, portant des éruptions très-opiniâtres attribuées à des vices invétérés, et ne rien communiquer à leur nourrisson. Ce qui tendrait à prouver que le principe de certaines maladies n'est point universellement répandu, et que ses effets, quoique nombreux, ne sont jamais que des affections locales. D'ailleurs la nature voudrait-elle détruire son propre ouvrage en laissant circuler avec le lait quelques germes de destruction? Toutes les fois que les mamelles sont saines et qu'aucune circonstance n'enchaîne leurs fonctions, il n'y a rien à craindre pour l'enfant.

On a prétendu qu'il ne fallait point qu'une nourrice fût réglée. Ce précepte ne saurait trouver une application générale; car il serait peu raisonnable de croire que celle qui est forte et vigoureuse n'est point susceptible d'être bonne nourrice, parce qu'elle serait menstruée. Ici la menstruation n'est que l'effet d'un luxe de santé, d'une surabondance de sang dont la nature cherche à se débarrasser. Une femme replète et sanguine peut, malgré cette circonstance, fournir assez de lait à son enfant. Nous voyons beaucoup de femmes avoir deux nourrissons : or, dans le cas où elle viendrait à n'en avoir plus qu'un seul, celui-ci ne pouvant tout consommer, il est donc nécessaire que cette exubérance d'humeur trouve quelque voie pour s'échapper au dehors. En cette occasion on peut poser ces deux principes : 1° si une nourrice est d'un tempérament sanguin et vigoureux, si toutes ses fonctions se font bien, quoiqu'elle soit réglée en allaitant, ce n'est pas une raison pour lui ôter son nourrisson ; 2° si au contraire une nourrice est d'un tempérament faible et délicat, et qu'elle vienne à être réglée, on peut croire qu'elle est déjà malade; et si en même temps les mamelles s'affaissent, il sera toujours prudent de lui ôter son nourrisson.

La grossesse est une des circonstances qui doivent le plus éveiller l'attention d'une mère qui nourrit.

Il n'est cependant pas toujours en son pouvoir de la reconnaître, puisque le lait n'est détourné que peu à peu, et qu'il ne cesse de se porter aux mamelles qu'à une époque déjà avancée de la grossesse. Ce n'est guère que vers le deuxième mois que le lait commence à diminuer sensiblement de quantité, qu'il devient séreux et perd de ses qualités nutritives. Bientôt l'enfant maigrit, son teint s'altère, il est tourmenté de coliques et de diarrhées colliquatives, accidens auxquels il importe de remédier promptement.

La raison n'admet point que la nature puisse diriger également bien deux opérations qui, en physiologie, ne sauraient coïncider sans que l'une nuise essentiellement à l'autre, quoi qu'en aient dit quelques auteurs (1), que la grossesse n'était un motif de sevrer les enfans que lorsqu'elle était laborieuse.

L'âge que doit avoir une nourrice ne saurait être rigoureusement fixé. La nature en rendant une femme féconde, lui accorde en même temps le moyen de fournir une nourriture suffisante à son enfant. Il est cependant à considérer que les femmes trop jeunes ou trop âgées ne sauraient nourrir constamment aussi bien que celles qui sont d'un âge intermédiaire. L'âge le plus convenable est de vingt-cinq à quarante ans : dans cet intervalle, le

---

(1) Laurent Joubert, Puzos, Van Swieten.

corps est moins exposé à éprouver des révolutions. Beaucoup de femmes sont mères à seize ou dix-sept ans, et grandissent encore jusqu'à vingt ou vingt-deux ; elles ne sont jamais aussi bonnes nourrices que passé cet âge. De même que les femmes qui ont passé quarante ans, et qui approchent du temps critique, ne sauraient être toujours bonnes nourrices. Cependant, il y a peu d'années, j'ai assisté dans ses couches une femme de cinquante-deux ans qui a mis au monde un bel enfant qu'elle a nourri fort bien.

Comme il y a une coïncidence réelle entre l'activité des organes génitaux et ceux de la lactation, tant que les premiers ne sont point susceptibles de remplir parfaitement leurs fonctions, ou qu'ils ont à subir quelques révolutions, les autres ne sauraient non plus remplir parfaitement les leurs. Les femmes qui ne sont point mères avant vingt ou vingt-cinq ans sont en général meilleures nourrices ; celles qui le sont avant cet âge, en sont bien moins capables. Sous le rapport de l'allaitement, les mariages trop précoces sont au détriment de la perfectibilité physique des individus : ce qui le prouve, c'est que sur le même nombre d'enfans nés de mères qui n'ont pas encore atteint vingt ans, il en meurt beaucoup plus que de ceux qui naissent de mères qui ont passé cet âge.

Les femmes douées d'une heureuse constitution, d'un tempérament sanguin, seront toujours meilleures nourrices que celles d'une constitution lymphatique. Le lait des premières a presque toujours les qualités physiques qu'on doit rechercher pour une bonne nourriture : il est ordinairement d'un beau blanc, un peu onctueux, d'une odeur douce, et peut rester plusieurs heures au contact de l'air sans contracter de mauvaise odeur. Les nourrices d'un tempérament lymphatique, celles qui sont d'un blond tirant sur le rouge, fournissent un lait qui réunit rarement ces qualités. Il est comme séreux, d'un blanc tirant sur le bleu ou sur le jaune; il répand une odeur forte et se décompose promptement, la partie séreuse reste alors en très-grande quantité. Ce lait est bien moins nourrissant que le précédent; et quand l'enfant n'y est point accoutumé, il occasionne des coliques et des diarrhées. Aussi les femmes dont le tempérament est lâche et lymphatique, quoique bien constituées, sont en général moins bonnes nourrices que les brunes d'un tempérament sanguin.

La délicatesse dans la constitution n'est pas une cause pour exclure de l'allaitement. Les femmes qui ne sont point surchargées de graisse sont meilleures nourrices que celles qui ont beaucoup d'embonpoint. Les femmes de moyenne taille sont plus aptes à remplir ce devoir que celles qui sont hommasses et d'une haute stature. Toutes ces considérations prises isolément ne sauraient établir des principes certains en hygiène; mais toujours est-il qu'en thèse générale elles trouvent d'heureuses applications.

Par leur position dans le monde social, beaucoup de femmes devraient être affranchies des premiers devoirs maternels : celles, par exemple, qui sont assujetties à des travaux journaliers, et qui ne leur permettent point de donner à leur enfant tous les soins qu'il exige : ce sont au contraire celles-là qui sont constamment chargées de ce devoir. Aussi, quel est le sort de ces malheureuses progénitures qui naissent au sein de la misère? Les femmes dans l'indigence ne peuvent point observer un régime qui convient à une nourrice; elles alimentent souvent leur enfant aux dépens de leur propre substance ; dès-lors qu'elles ne trouvent point dans une nourriture malsaine les alimens réparateurs de leurs forces, elles sont bientôt épuisées. Dans de telles circonstances, l'enfant ne saurait vivre long-temps.

Dans nos provinces, les malheureuses qui portent le fruit d'un amour illicite sont non seulement couvertes de mépris et en butte à la clameur insolente d'un public grossier, mais souvent on les abandonne à toutes les horreurs de la misère (1); repoussées même de leurs proches, elles ne trouvent nulle part une âme charitable

_____

(1) Qu'on me pardonne cette digression; elle prouvera combien cette morale évangélique que pratiquait saint Vincent-de-Paule est encore éloignée de nous aujourd'hui. Dans mon village (Vienne), une malheureuse fille, chargée de plusieurs enfans, ne trouvant d'asile nulle part, se retira dans une masure abandonnée et menaçant de crouler ; elle s'y installa, établit un lit avec des branches d'arbres et de

pour leur tendre des secours, ni une main géné-
reuse qui puisse les aider des conseils de la sagesse;
tantum religio suadere malorum. Aussi, voit-on
souvent ces infortunées se rendre criminelles pour
se soutraire à la honte d'une faute et échapper au
déshonneur qui les attend. Où les préjugés et le
fanatisme étouffent tout sentiment philanthro-
pique, la sévérité des lois est moins redoutable
que l'anathème public: l'une n'atteint qu'une fois,
l'autre est implacable.

Quelle source de réflexions pour le philosophe,
de voir que la procréation du genre humain ap-
partienne en grande partie aux classes les moins
heureuses de la société ; et que la première éducation, de laquelle dépend si souvent notre destinée,
soit confiée à celles qui sont le moins capables

---

la paille, et n'ayant pour toute couverture que quelques
haillons. Dans la saison rigoureuse, en proie à une déchi-
rante froidure, si ces infortunés goûtaient quelque repos,
ils se réveillaient souvent pour secouer la neige qui les en-
sevelissait. Cette malheureuse mère vécut ainsi pendant six
ans, et éleva cinq enfans uniquement avec le fruit de son
travail. Eh ! combien de femmes vertueuses n'auraient pas
tant de vertu? Mais d'implacables dévots jugèrent que cette
innocente famille souillait un lieu consacré autrefois au culte
du vrai Dieu, et résolurent de l'en expulser, de séparer cette
mère infortunée de ce qu'elle avait de plus cher, de la priver de sa liberté, sans autre crime que d'avoir montré un
courage qu'on eût honoré chez les Huns et les Sicambres :
tantæne animis cœlestibus iræ !

d'interpréter les lois de la nature. Comment se peut-il que la fortune, qui pourrait si souvent contribuer à la perfectibilité des familles, soit employée vers un but contraire. La femme riche n'a-t-elle pas tout ce qu'il faut pour remplir les devoirs de la maternité? Étant à même de choisir une nourriture convenable, d'habiter les lieux les plus favorables au maintien de sa santé, dégagée de tous soins et d'inquiétude, pouvant enfin observer tous les préceptes d'hygiène qui conviennent à une nourrice, comment se fait-il qu'elle réserve cette noble tâche à celle qui se trouve dans des conditions tout-à-fait opposées? Quelles mœurs!

Un bon caractère et des passions douces sont aussi essentielles à une nourrice que les humeurs de bonne qualité (1); l'esprit et la stupidité des nourrices, leurs vices comme leurs vertus se communiquent à leurs nourrissons (2); l'enfant prend avec leur lait leur caractère et leurs goûts (3). Il est bien vrai que les affections morales peuvent être un obstacle à une bonne nourriture, tant en raison de leur influence sur les qualités et la quantité du lait que sous le rapport des impressions qu'elles peuvent produire sur le moral de l'enfant;

---

(1) Gardien, t. III, p. 457, *Traité d'Acc.*

(2) Robert, *Mégalanthropogénésie.*

(3) Rosen, *Traité des Maladies des Enfans.*

mais il faut dire aussi qu'on a beaucoup exagéré le danger de ces affections, et qu'il en est bien peu au contraire qui puissent interdire la faculté de nourrir à une mère. Toutes les passions qui assiégent l'âme se taisent souvent quand l'amour maternel commande. Le cœur d'une mère n'est pas toujours celui d'une femme. Telle peut être haineuse, vindicative, colère, maniaque, furieuse, même habituellement, sans cesser d'être mère(1). A la vue de ce qu'elle a de plus cher une mère est toujours mère. C'est donc tout-à-fait un paradoxe qu'a avancé l'auteur d'Émile, quand il a dit qu'une nourrice devait être aussi saine d'esprit que de corps; ce qui ne peut tout au plus s'appliquer qu'à une nourrice mercenaire. Pour son

---

(1) Dans un village du département de l'Indre, j'ai donné mes soins à une femme qui était devenue folle pour avoir vu son enfant dans un danger imminent; elle était enceinte alors. Pendant le reste du temps de sa grossesse, elle commettait toutes sortes d'extravagances qui journellement faisaient craindre pour elle-même et le fruit qu'elle portait. Cette mère infortunée est néanmoins accouchée fort heureusement. Par prudence on avait voulu lui ôter son enfant, mais on fut bientôt obligé de le lui rendre, tant sa fureur était devenue à craindre. Nulle femme ensuite ne s'est mieux acquittée des devoirs maternels, et l'allaitement a été pour elle le seul remède à sa maladie, dont la guérison avait été tentée par toutes sortes de moyens. Quelles sont pour la plupart des femmes ces maladies mentales et nerveuses, si ce ne sont des affections hystériques, qui cessent presque toujours quand le cœur est pleinement satisfait?

propre sang la nature reprend toujours ses droits, et au berceau de leur enfant toutes les femmes sont à peu près les mêmes. Les femelles de beaucoup d'animaux sont furieuses quand elles ont des petits, mais à leur égard leur tendresse n'est-elle pas admirable? Sur de simples remarques on a toujours voulu établir des principes. Les passions, a-t-on dit, sont héréditaires comme le vice des humeurs; avec le lait, l'enfant suce le poison de la haine et de la colère. Cette opinion ne pourrait se déduire que de la supposition que le lait renferme les virus de telle ou telle passion, ce qui serait une absurdité.

Toutes les explications qu'on a fournies relativement aux influences des passions de la nourrice sur l'enfant ne sont que des subtilités. Les recherches anatomiques de Vieussens (1) ni le sentiment de Boerhaave (2) sur cet objet ne méritent même aucune discussion. Bien que le lait, par le seul effet des passions, puisse éprouver de nombreux changemens; toujours est-il que ces modifications ne sont point spéciales, ni capables de transmettre des dispositions identiques aux phénomènes auxquels on les rapporte. Ce qu'on attribue chez l'enfant à une cause matérielle n'est que le résultat d'une influence morale dont la conta-

(1) *Systema vasorum*, p. 97.

(2) Van Swieten, *Com. in aph. Beerh.*, t. I., p. 28.

gion s'effectue par les sens; la véritable cause est dans l'imitation. En faisant abstraction du type moral qui appartient à chaque race, nation ou famille, toutes les passions éventuelles ne viennent que de l'imitation transformée en habitude. Cette assertion trouve une preuve dans l'exemple que nous fournissent les animaux, qui sont toujours ce qu'ont été leurs parens, quand ils auront grandi avec eux; tandis qu'ils différeront en quelque chose de leur race, si dès la naissance on les en a séparés.

Les goûts et les penchans doivent toujours être pris en considération par les chefs de familles, c'est à eux de juger si ces goûts peuvent se concilier avec les devoirs d'une mère. Nous voyons cependant que les goûts les plus prononcés sont souvent domptés par l'amour maternel. Néanmoins il est des femmes dont les habitudes sont si impérieuses, qu'elles ne sauraient résister au besoin qu'elles déterminent. Les amusemens du monde et de la société, la culture des beaux arts et les occupations contentieuses ne sauraient être constamment unies aux obligations d'une nourrice.

Les femmes qui veulent nourrir leur enfant, et qui ne sont point instruites par l'expérience, ne sauraient se conduire conformément aux intentions de la nature. Le plan qu'elles doivent suivre pendant l'allaitement est des plus importans. Il n'a point seulement pour objet immédiat la conservation du nouvel être, mais aussi il a pour but

de leur apprendre ce qui est avantageux à elles-
mêmes, pour mieux encore conserver à la société
les individus dont l'existence première leur est
confiée. En général, les femmes qui allaitent ne
sont point obligées de s'astreindre au même régime que celles qui s'en abstiennent. Aussi elles
pourront manger plus tôt et en plus grande quantité ; elles n'auront point besoin de se soumettre à
une sorte de traitement auquel il est nécessaire
d'avoir recours pour prévenir les effets de la pléthore laiteuse, si redoutable chez les femmes qui
ne nourrissent point.

Lorsque l'époque de la fièvre de lait sera passée,
on pourra accorder aux nourrices quelques alimens
substantiels, pris de préférence dans le règne végétal, et même permettre un peu de vin ; et ainsi peu
à peu l'on pourra augmenter la quantité de nourriture et la varier ; mais pendant les premières
semaines un régime végétal conviendra toujours
mieux. C'est, à n'en pas douter, à la diète simple
et uniforme, à cette tempérance habituelle que
sont dues les qualités bienfaisantes du lait que
donnent à leurs enfans les paysannes. Chez celles-ci
le lait est peut-être moins substantiel, mais en
compensation il est plus abondant et d'une digestion plus facile. Un régime animal n'est pas véritablement celui qui convient le mieux ; le lait qui
en provient est trop riche en principes nutritifs,
et l'estomac faible et délicat de l'enfant s'en accommode moins bien.

Les nourrices doivent éviter soigneusement de faire usage d'alimens âcres et salés, et de tous les assaisonnemens trop stimulans. Les mets simples et de bonne qualité seront toujours préférables. Les excès de la table sont essentiellement nuisibles, l'estomac surchargé fait mal ses fonctions, les alimens par leur séjour prolongé y fermentent; de là des indigestions suivies d'accidens plus ou moins graves, et qui influent beaucoup sur les qualités du lait. La tempérance est donc un précepte que ne doit jamais enfreindre une nourrice.

Pendant l'allaitement, les liqueurs fortes et spiritueuses doivent être aussi entièrement proscrites. De toutes les boissons, l'eau serait peut-être celle qui conviendrait le mieux. Quoique l'habitude neutralise les effets des liqueurs fermentées, les femmes qui ne boivent que de l'eau sont très-bonnes nourrices; celles qui au contraire font usage de boissons vineuses ou alcooliques, ont peu de lait. Les infusions théiformes et le café ne sont en aucune manière salutaires, et sont le plus souvent nuisibles; l'excitation nerveuse qu'ils produisent nuit non seulement à la formation du lait, mais elle lui communique de nouvelles qualités. Cette liqueur, en passant dans les veines du nouvel être, l'agite, le réveille et l'éloigne du sommeil si nécessaire au premier âge. Tout ce qui est capable de porter quelque excitation sur le système nerveux est éminemment pernicieux aux nourrices, et par suite à leur nourrisson. L'on pourrait peut-être attribuer avec beaucoup de raison à cette cause les maladies convulsives qui se représentent si souvent dans la capitale, où ces sortes d'intempérances se renouvellent chaque jour. Car il est notoire que ces mêmes maladies sont bien plus rares parmi les enfans des campagnes, où les nourrices observent une diète plus régulière dès-lors qu'elles n'usent aucunement de ces boissons excitantes.

Dès le second jour qui suit l'accouchement, le lait prend de la consistance, et devient plus substantiel. C'est alors que la nourrice peut commencer à donner le sein à l'enfant à des heures fixes, mais cependant sans s'astreindre à un ordre sévère dont quelques médecins ont exagéré la nécessité. Il vaut mieux donner souvent à téter à l'enfant que de le laisser souffrir de la faim, pour le gorger ensuite de manière à fatiguer son estomac. Il est utile d'observer que moins l'enfant s'éloigne de la naissance, plus souvent il a besoin de nourriture. Ce précepte découle de plusieurs considérations, qui appartiennent d'une part à la mère, et de l'autre à l'enfant : 1° plus la première s'éloigne du moment de l'accouchement, plus son lait devient substantiel : ce qui dépend non seulement de la quantité d'alimens qu'elle prend, mais aussi parce qu'il s'opère pour ainsi dire, avec le temps, une sorte d'épuration dans cette liqueur ; 2° l'estomac de l'enfant étant d'abord plus délicat, il lui faut pour ne point troubler ses fonctions une petite quantité de lait, mais renouvelée plus souvent, puisque cet aliment n'a point encore acquis toutes ses qualités nutritives.

Pour s'affranchir de quelques sujétions, beaucoup de nourrices veulent accoutumer l'enfant à ne point téter la nuit; mais cette conduite n'est pas sans inconvéniens. Il vaudra donc toujours mieux donner pendant la nuit une ou deux fois à téter à l'enfant. D'après des considérations physiologiques, il est tout aussi nécessaire de donner le sein à l'enfant la nuit que le jour. Le besoin de nourriture est toujours proportionné au temps de veille : or, les enfans, pendant la première année de la vie, ne dorment pas plus la nuit que le jour.

Le lait n'étant point le même chez toutes les femmes, et la digestion étant plus ou moins active, il serait donc difficile, en raison de ces variations, de ramener l'ordre de régime des nouveau-nés à des règles constantes. Il y a toujours moins de danger à donner souvent à téter à l'enfant que de mettre de longs intervalles entre ses repas. Quand les occupations domestiques empêchent de donner à temps la mamelle à l'enfant, les nourrices devraient toujours avoir la prudence de ne point attendre qu'il la quittât de lui-même. On voit beaucoup de nourrissons devenir malades par la trop grande quantité de lait qu'ils prennent.

Toutes les positions ne sont pas également bonnes pour l'enfant quand on lui donne le sein. La plus favorable est le *decubitus* sur le côté et sur un plan oblique, de manière que la tête soit toujours plus élevée que les pieds. On ne saurait trop blâmer la paresse des nourrices qui, pour n'avoir point la peine de lever l'enfant, lui donnent à téter souvent au berceau. Ainsi couché sur le dos, la déglutition devient difficile ; le liquide, obéissant à son propre poids, se précipite dans l'arrière-bouche, et ne peut être ingéré qu'en partie, tandis que la plus grande quantité reflue dans les fosses nasales, ou il en pénètre dans le larynx : l'enfant est alors comme suffoqué et saisi d'une toux convulsive, et finit par rendre tout ce qu'il a déjà pris.

Soit par ignorance ou bien par défaut d'attention, la plupart de celles qui sont chargées du soin de porter ou de nettoyer l'enfant ont coutume, en le tenant sur leurs bras ou sur leurs genoux, de lui laisser la tête basse ou pendante. Nous savons combien cette position est gênante et pénible même, et que nous ne saurions rester long-temps ainsi sans éprouver aussitôt un violent mal de tête. A plus forte raison cette situation doit-elle être dangereuse pour l'enfant, chez lequel toutes les forces se portent vers l'encéphale. J'ai vu quelquefois de ces innocens tenus ainsi pendant long-temps malgré leurs cris, et être comme frappés d'apoplexie. Cette position est encore beaucoup plus dangereuse si l'enfant vient de prendre son repas, ce qui arrive le plus souvent. La tête abandonnée à son propre poids, et tombant ainsi en arrière, tire la poitrine en haut au moyen des muscles du cou ; conséquemment les muscles de l'abdomen, se trouvant aussi fortement tendus, diminuent la capacité abdominale, et en comprimant l'estomac il en résulte le vomissement de tout le lait que l'enfant a pris.

Les vomissemens si fréquens chez les enfans à la mamelle sont faussement attribués à des causes morbides ; le plus souvent ils ne sont dus qu'à certaines positions défectueuses, ou à des causes mécaniques que l'aveuglement empêche d'apercevoir. Aussi-bien sur les bras que dans son berceau, il faut que la tête de l'enfant soit soutenue et plus élevée que le reste du corps. La tête élevée est une position si naturelle que les animaux ne la tiennent point baissée quand ils reposent ; ou si nous les lions et les garrottons, ils tendent toujours à la relever. Quand bien même l'enfant aurait la conscience de l'état de gêne où il se trouve ayant la tête basse, il ne saurait par lui-même la placer convenablement ni soutenir cette masse, dont le poids est tout-à-fait disproportionné à la force des organes locomoteurs qui sont destinés à la mouvoir.

ARTICLE IV.

Des Nourrices.

Toutes les femmes qui deviennent mères ne sont point dans les conditions voulues pour faire de bonnes nourrices. Si leur mauvaise constitution faisait craindre pour leur santé et celle de l'enfant, ce serait alors le cas de donner à celui-ci un lait étranger dans lequel il pût trouver les élémens de sa conservation. C'est même avant ou dès la naissance de l'enfant qu'il faut juger si la mère a les qualités requises pour remplir tous les devoirs auxquels elle est appelée. La prudence ne permet point une longue épreuve ; car, eu égard à la délicatesse du nouveau-né, quelques jours seulement d'une mauvaise nourriture suffiraient pour compromettre sa frêle existence.

Dans l'article précédent il a été question des qualités que devait avoir celle qui voulait nourrir son enfant : toutes ces qualités doivent être encore beaucoup plus recherchées dans une nourrice étrangère. Telle femme, sans réunir toutes les conditions qui commandent la confiance, peut faire une bonne nourrice ; telle autre aussi peut dans tous les cas être fort bonne pour son propre sang et ne rien valoir pour celui d'autrui ; ce qui tient d'une part à l'identité, et de l'autre à la différence

d'organisation moléculaire. Toujours aussi les soins
accessoires y sont pour beaucoup, et l'enfant qui
les recevra de la sollicitude maternelle gagnera
davantage que celui qui ne les obtiendra que de
l'obligation, toutes choses égales d'ailleurs.

Les femmes des campagnes, qui dès l'enfance
auront été accoutumées à la sobriété, à un travail
journalier, seront toujours meilleures nourrices
que les femmes des grandes villes. Les premières,
élevées loin du tumulte, vivant dans un calme
parfait, et exemptes des passions qui agitent les
femmes de nos cités, offriront beaucoup plus d'a-
vantages que les dernières. Si l'on consultait les
parens qui font nourrir leurs enfans à Paris ou
dans les environs, le plus grand nombre déposе-
raient qu'ils ont été peu satisfaits des nourrices. En
examinant leur manière d'être, on reconnaîtrait
que la plupart se livrent à des excès de tous genres,
ou vivent dans une profonde misère, malgré les
énormes rétributions et les gratifications qu'on
leur alloue : aussi on peut affirmer qu'il est un fort
petit nombre de nourrices habitant Paris ou la
banlieue, dans lesquelles on puisse avoir une entière confiance. Avec de telles nourrices et les
incuries qui s'ensuivent, ajoutez un logement malsain, froid en hiver, trop chaud et infect en été,
vu le grand nombre d'individus qui logent souvent dans la même pièce, en voilà beaucoup plus
qu'il n'en faut pour nuire au développement d'un
jeune être.

Que la tendresse maternelle sache donc faire un sacrifice! L'enfant qui naîtra au sein d'une grande ville sera infiniment mieux nourri dans les campagnes éloignées. Les enfans qui sont confiés aux nourrices venant de la province, sont en grande partie ramenés bien portans. Les parens qui appartiennent à la classe industrieuse et commerçante, dont la moyenne fortune ne permet point d'avoir des nourrices sur lieu, ou d'en payer d'autres fort cher dans les environs de Paris, sans le savoir, retirent un grand avantage de confier leurs enfans à des nourrices de la province. Qu'on daigne y faire attention, la plupart des enfans bien portans se trouvent dans cette classe laborieuse et active; tandis que les enfans malingres se voient bien plus communément dans la classe ouvrière qui est condamnée à les garder ou à les nourrir misérablement, ou bien chez les privilégiés de la fortune qui préfèrent avoir des nourrices sur lieu. Il est vrai que lorsque les nourrices sont sous les yeux des parens de l'enfant, elles remplissent mieux leurs devoirs; mais aussi les soins indiscrets qu'on y ajoute tournent souvent au détriment du nourrisson, ou bien s'ils ne sont que ce qu'ils doivent être, jamais encore ils ne peuvent entrer en compensation avec les influences pernicieuses d'une atmosphère brumeuse et froide presque permanente à Paris.

Les femmes qui font commerce de leur lait sont ordinairement sans aisance et même souvent dans

l'indigence. Pour celles qui passent subitement de
la chaumière dans un riche hôtel, tout change :
à une nourriture simple et suffisante succède l'a-
bondance des mets succulens. Ce luxe de nourriture donne lieu à un luxe de santé, détermine une
pléthore sanguine; le lait devient dès-lors plus
abondant et trop nourrissant pour ne point incommoder l'enfant pendant les premiers mois. Par
cela même les nourrices sont sujettes à de nombreuses incommodités.

Les inconvéniens qui résultent d'un changement de régime ne sont point les seuls auxquels
on expose les nourrices qu'on déplace. Celles qui
viennent des campagnes s'accoutument difficilement à cet entourage et à ce tumulte des grandes
villes. Éloignées de leurs affections, privées de
leurs parens, amis et connaissances, beaucoup
tombent dans une sorte de mélancolie nostalgique.
Ces affections morales portent atteinte à leur santé,
et nuisent plus ou moins à l'accomplissement du
devoir qu'elles se sont imposé. L'appât d'un bénéfice pécuniaire, l'espoir de quelques autres
avantages les portent à dissimuler leur situation;
et malgré l'état satisfaisant en apparence de leur
physique, elles deviennent néanmoins de très-
mauvaises nourrices quand elles sont ainsi en proie
à des peines de cœur.

Quant aux considérations physiques en particulier, il est difficile sur de simples apparences de
décider si une nourrice est préférable à l'autre.

Cependant celle qui réunira le plus des qualités corporelles dont l'ensemble peut être regardé comme le
type d'une bonne constitution, doit être préférée à
telle autre qui en réunirait moins. L'âge le plus
favorable, comme je l'ai déjà dit, est de vingt-
cinq à quarante ans. Les femmes qui auront eu plusieurs enfans offriront plus de garanties que celles
qui seront mères pour la première fois, parce que
le premier allaitement est toujours plus laborieux,
et qu'alors il arrive souvent que les mamelles ta-
rissent après quelques mois, ce qui n'est point à
craindre chez les premières. En outre, il est mieux
de ne point donner à l'enfant un lait trop vieux,
et autant que possible il faut que la nourrice soit
nouvellement accouchée.

Les femmes brunes, de moyenne taille, mais
bien prises, seront en général meilleures nourrices
que les blondes, pâles, minces et de haute stature; de même que celle dont la peau est noircie
par le hâle et le soleil donnera un lait plus sain
que telle autre au teint blafard et comme étiolé,
et qui aurait vécu dans la paresse et l'oisiveté.
L'embonpoint médiocre et même la maigreur seront des conditions préférables à l'obésité et à ces
tempéramens molasses et empâtés. Ordinairement
les femmes maigres ont peu de mamelles, mais ce
n'est point toujours une raison pour les croire incapables de nourrir. Ce serait également une erreur de croire qu'une nourrice a peu de lait, quand
par la pression du mamelon il n'en coule point :

ici le mode d'excitation est tout, et la succion est le plus favorable.

On doit regarder comme un signe de santé le bon état de la bouche, une haleine douce, et des dents saines et blanches. Le défaut de propreté empêche souvent de reconnaître ces qualités ; il faut donc bien distinguer ce qui tient à cette circonstance d'avec ce qui dépend d'une cause morbide. L'absence de quelques dents, quand celles qui restent sont saines, n'est qu'un accident qui ne mérite aucune importance.

La présence des règles est-elle une circonstance qui doive exclure de l'allaitement? On peut réduire, comme je l'ai déjà dit, cette question à deux points principaux : ou le flux menstruel est naturel ou accidentel ; le premier cas n'est point fâcheux, il ne s'observe que chez les femmes qui sont douées d'une forte constitution; la nature se sert alors de cette voie pour se débarrasser d'un surcroît de nutrition : or, il faut donc considérer ce flux menstruel comme naturel et nullement nuisible. Il importe donc beaucoup de distinguer les circonstances qui tiennent à un luxe de santé, de ces ménorrhagies accidentelles dues à une cause morbide. Mais il n'appartient qu'au médecin éclairé de déterminer la nature de ces cas.

On doit regarder comme une circonstance fâcheuse, et pouvant nuire à la santé de l'enfant, certaines maladies, quoique bien guéries, que la nourrice aurait eues. A l'égard de quelques affec-

'tions, comme les dartres et la syphilis, la guérison n'est jamais radicale. J'ai vu des nourrices de la meilleure santé en apparence, et rester telles, tandis que le nourrisson, après plusieurs semaines, se trouvait couvert de pustules ou de dartres (1). Je donne encore actuellement mes soins à une nourrice et à l'enfant qu'elle allaite ; celle-ci a une fraîcheur qui annonce la meilleure santé, tandis que le nourrisson a le visage couvert de pustules. Les parens de l'enfant n'ont jamais rien eu pour faire croire que la maladie de celui-ci provienne d'eux. La nourrice, au contraire, par ses aveux, m'a entièrement fixé sur le diagnostic de la maladie de l'enfant.

Les névroses, telles que l'épilepsie, la catalepsie et l'hystérie, ne sont point, comme on l'a cru, des maladies susceptibles de se transmettre avec le lait. Toutes les explications ingénieuses qui ont été hasardées pour prouver le contraire sont plutôt des subtilités que des argumens concluans. Ces maladies

---

(1) Tout principe morbide que l'on suppose être formé de toute pièce ne s'éteint point entièrement chez un individu. Tous les traitemens n'auraient donc d'autre effet que d'atténuer ce principe, qui, aussi par l'habitude, n'est plus susceptible d'agir sur la même personne. Mais, lorsqu'il est transmis à un individu dont les organes sont vierges, il peut avoir une action plus ou moins marquée ; voilà sans doute pourquoi l'enfant qui naît de parens malsains, quoique bien portans en apparence, communique à la nourrice la même affection dont étaient atteints ceux qui l'ont engendré.

n'ont aucune influence directe sur l'enfant par le seul fait de l'allaitement. Les changemens que le lait peut éprouver dans les momens d'accès ne sont point le fait de la maladie par elle-même, mais celui de la perturbation générale. A l'égard de l'enfant, on ne voit ici d'autre danger que d'être exposé à des lésions mécaniques, si la nourrice était surprise par des attaques. C'est donc plutôt par prudence que par répugnance qu'on doit refuser celles qui sont atteintes de ces infirmités.

Quant aux qualités mentales des nourrices, il en est qui sont indispensables, et d'autres qu'on aime à trouver en elles. Une nourrice doit être saine d'esprit, a dit Rousseau ; certes, de l'ineptie à un grand discernement il y a une foule de nuances intermédiaires ; mais toutes les fois que l'esprit n'aura aucune inclination décidée vers le mal, au contraire à l'humanité, il est d'une faible importance qu'une nourrice ait la bêtise ou l'esprit en partage. La colère n'est qu'une situation accidentelle de l'âme ; la haine, la méchanceté ne sont jamais que des calculs de la vengeance. Ces passions peuvent-elles s'exercer sur un être qui se trouve dans l'impuissance de les exciter ? D'ailleurs les actes qui nous préviennent contre ou en faveur d'une femme ne pourraient encore donner lieu qu'à des conjectures. Une femme, bonne pour ses propres enfans, pourrait bien ne pas l'être pour ceux d'autrui, et une marâtre devenir bonne pour ceux qu'on lui confie. Comme l'intérêt privé est le mobile de nos actions, si une mère est méchante pour son enfant, c'est que sa présence est ou peut devenir pour elle un sujet de soins et d'inquiétudes qui doivent sans cesse contrarier les dispositions de son caractère, et apporter quelques changemens dans toutes les situations de sa vie. On a sans doute peine à croire qu'une mère soit méchante ; il en est même qui sont cruelles, et qui ne cessent point cependant d'être des femmes bonnes. Tant il est vrai que les passions les plus odieuses tiennent moins souvent à une inclination déterminée qu'à des circonstances accidentelles. L'espoir d'un salaire pourra apporter les plus grands changemens dans la manière d'être de celle qu'on choisira. Il est aussi difficile d'éviter en elles quelques travers de caractère, que d'en rencontrer avec les qualités du cœur qui doivent se tourner au profit de tous les êtres. L'amitié et l'amour d'une mère qu'on voudrait trouver dans une nourrice, ne sont que des chimères ; ces deux sentimens ne peuvent être l'objet d'un vœu : les soins et les attentions peuvent tout au plus y suppléer. Écoutez cette mère qui demande naïvement à une nourice si elle aimera bien son enfant? Sans doute, lui dis-je, parce que vous la récompenserez bien. On peut donc espérer beaucoup du salaire, et fort peu du cœur.

Pour que les habitudes et les penchans chez une nourrice changeassent la direction des devoirs qu'elle s'impose, il faudrait qu'ils fussent con-

traires aux vœux de la nature, même hors la circonstance de l'allaitement. Les exercices et le travail, quand ils ne sont point portés jusqu'à la fatigue,
ne sauraient influer en aucune manière sur les
qualités du lait au détriment de l'enfant. Nous
voyons les paysannes, qui s'occupent sans cesse,
quitter le travail des champs pour prendre leurs
nourrissons, leur donner un lait plus vivifiant et
mieux élaboré que celles qui croupissent dans la
paresse et l'oisiveté. C'est, il n'en faut point douter, à ces changemens d'habitudes où passent les
nourrices des campagnes qui sont appelées dans les
grandes villes, qu'on pourrait attribuer la plupart des variations qui surviennent dans leur
santé. On les nourrit plutôt qu'elles ne nourrissent; on les engraisse pour ainsi dire. Le défaut
d'exercice les rend pesantes et paresseuses, et ralentit toutes leurs fonctions. Je voudrais donc
qu'on leur donnât une nourriture moins abondante, en les assujettissant à des occupations domestiques hors les instans qu'elles doivent au
nourrisson, et à des exercices pédestres au lieu de
les promener délicieusement dans de brillans équi-
pages.

Si l'on calculait tous les sacrifices qu'on exige
d'une nourrice à gages, l'on serait peut-être moins
exigeant à son égard : la tâche qu'on lui impose
est d'autant plus laborieuse, qu'elle s'éloigne davantage de ses habitudes. En appelant une nourrice, si la sécurité des parens y gagne, la santé de

l'enfant y perd souvent. Toute femme qui tient à une famille, des enfans, un mari et des amis, ne peut subitement cesser ses relations habituelles pour en prendre de nouvelles qui ne s'accordent plus avec ses goûts. L'appât d'un grand bénéfice peut donc seul lui imposer un tel sacrifice. La nostalgie qui en est le résultat, est une considération fort importante dans l'hygiène des enfans. Cette maladie mentale, souvent dissimulée, agit sourdement sur l'état physique et rend quelquefois les nourrices incapables de remplir leurs engagemens. Aucune cause ne contribue davantage à y donner lieu que le sacrifice de la couche conjugale. C'est pour mieux les soustraire à cette séduction légitime et aux jouissances qu'elle dispense, considérées par certains esprits comme contraires à l'allaitement, qu'on tient tant à ce quelles soient éloignées de leurs maris. Nous avons déjà fait sentir l'absurdité d'une pareille exigence, ici nous n'en signalerons que les conséquences. Cette continence ne peut être sans inconvéniens, dès-lors qu'elle fait cesser d'une manière trop brusque des habitudes qui sont devenues un besoin, et dont la continuation, avec une certaine réserve, serait nécessaire pour contribuer à la sécrétion du lait par l'effet des rapports sympathiques, faciles à apprécier. Mais il faut l'avouer, dit Joubert[1], les limites entre le vœu de la nature et l'exigence ou le caprice de l'imagina-

_____

(1) Joubert, *Traité des Erreurs popul.*

tion sont difficiles à tenir en pareil cas. Peut-on espérer d'étouffer tout sentiment érotique chez celle qui a sans cesse sous les yeux mille objets qui peignent la volupté. La continence à laquelle on veut l'astreindre l'expose à tous les dangers d'un commerce illicite.

La sobriété et la tempérance ne sauraient être trop recommandées aux nourrices. Ces préceptes sont moins pour celles dont l'état de fortune en a fait une habitude, que pour les nourrices qui passent des campagnes dans les grandes villes, ou des chaumières aux châteaux. Le changement subit d'une nourriture simple et frugale pour une autre très-substantielle, ne saurait s'effectuer sans porter quelque dérangement dans les qualités du lait. Il importe donc beaucoup, quand c'est le premier lait qu'on donne à l'enfant, de soumettre les nourrices, pendant les premiers jours, à une diète végétale peu abondante, et aux boissons aqueuses. Ce ne sera que graduellement qu'on les accoutumera à un régime plus substantiel, c'est-à-dire à mesure que l'enfant aura davantage besoin de nourriture. Souvent on se plaint de ce que les nourrices qu'on appelle des campagnes sont insatiables ; mais il sera toujours fort sage de ne point seconder ni satisfaire entièrement leur appétit, en évitant aussi de les accoutumer à toutes les choses recherchées par la satiété. Les boissons théiformes, les liqueurs de toutes espèces, sans être essentiellement nuisibles, leur sont tout-à-fait inutiles.

C'est avec d'autant plus de raison qu'on évitera ces erreurs de régime, qu'elles modifient et intervertissent toujours l'ordre des fonctions et nuisent à quelques phénomènes de la digestion. Leur effet le plus ordinaire est de resserrer le ventre, de rendre les déjections difficiles, de produire des constipations opiniâtres et des coliques. Dans ces cas, le lait perd souvent de ses qualités essentielles pour en acquérir de mauvaises; il contracte alors une odeur stercorale, très-facile à reconnaître, car telle est aussi l'odeur qu'exhalent les nourrices(1). Ces accidens sont trop importans pour ne pas mériter quelque attention. Selon les circonstances, on y remédiera par les moyens indiqués, en les prévenant ensuite par un régime convenable. Après tout, il faut donc en conclure qu'il y a presque autant d'avantage que les enfans soient nourris loin de leurs parens que sur lieu.

---

(1) Les physiologistes n'ont point encore signalé tous les phénomènes qui résultent de la rétention prolongée des matières fécales dans les gros intestins. Chez les personnes qui mangent peu et qui sont forcées à de longues abstinences, les garde-robes sont rares; les matières excrémentielles sont résorbées en grande partie. Ces personnes répandent une odeur stercorale toute particulière, et presque analogue à celle que produit le frottement du cuivre.

ARTICLE V.

De l'Allaitement artificiel.

QUAND l'allaitement maternel n'est point dans les choses possibles, ou bien que des circonstances empêchent de donner à l'enfant une nourrice étrangère, il faut pourvoir à sa subsistance par d'autres moyens. Le lait de quelque animal sera alors la meilleure nourriture. Sur ce point d'hygiène, tout esprit juste ne peut se ranger de l'opinion de quelques auteurs (1), qui ont considéré le lait comme un aliment qui non seulement peut être facilement remplacé, mais comme ne devant point avoir la préférence. On sait bien en effet que les Islandaises ne peuvent point nourrir par elles-mêmes leurs enfans, et qu'elles ne les élèvent qu'avec une nourriture artificielle. Mais ici la nature fait de cette coutume une nécessité, et nous ignorons si elle est préjudiciable ou avantageuse à l'espèce humaine, dès-lors qu'on ne peut point lui opposer une autre méthode. En Allemagne, dans la Suisse et l'Auvergne, beaucoup d'enfans ne sont élevés qu'avec des bouillies et des panades. Quoique cette

---

(1) Van Helmont, *in capitulo : Infantis nutritio ad vitam longam, p.* 622 *et seq.*

nourriture ne soit pas reconnue essentiellement nuisible, il serait absurde de la croire la meilleure.

Pour les animaux mammifères, le lait est le premier des alimens. Aucun être de cette classe ne saurait vivre dans les premiers temps qui suivent la naissance, s'il n'était abreuvé du lait maternel ou de tout autre. L'homme est peut-être le seul qui puisse s'en passer; mais cette exception n'est encore que pour des cas particuliers, et le lait, comme premier aliment, lui est aussi essentiel qu'aux autres mammifères; et quoique l'allaitement artificiel soit bien moins avantageux que l'allaitement naturel, toujours est-il qu'il est beaucoup plus profitable que tous les autres genres de nourriture. Ce point d'hygiène étant fixé, il s'agit de savoir quel est le lait qui convient le mieux et celui qui doit être préféré pour la nourriture de l'enfant.

Aucune liqueur animale ne varie autant dans sa composition que le lait, non seulement par rapport aux diverses espèces entre elles, mais pris sur le même animal. Le lait de femme n'est presque jamais le même; prévoyance admirable de la nature, qui déjà veut éprouver l'estomac de l'homme et l'accoutumer à supporter les alimens divers dont il doit faire usage dans la suite. Ce défaut d'identité particulier au lait de femme ne dépend point uniquement de la diversité des alimens dont l'espèce humaine se nourrit, mais elle tient aussi à cette foule d'affections morales auxquelles les

animaux ne participent que faiblement. Néanmoins, dans toutes les circonstances, le lait de
femme est le plus riche en sucre de lait, et conséquemment il est d'une digestion plus facile. Il ne
faut cependant pas en inférer que le lait des animaux qui se rapproche davantage de celui de la
femme, tel que celui d'ânesse et de jument, convienne mieux à l'enfant. Pour l'allaitement artificiel, on doit donc préférer le lait des ruminans,
de la vache, de la chèvre et de la brebis. Le premier de ces trois espèces étant le plus abondant et
presque de toutes les saisons, en outre le plus riche
en *serum* et en sucre, et conséquemment le plus
léger, il doit mériter la préférence, surtout lorsqu'il est fourni par des animaux sains et bien
nourris.

Il n'est point inutile de remarquer ici que le
lait de vache, qui dans les grandes villes devient
une branche considérable de commerce, ne réunit
pas toujours les qualités propres à devenir une
bonne nourriture. A Paris principalement, où la
consommation du lait est considérable, nul doute
que la cupidité n'en augmente la quantité et en altère la qualité. Comment se fait-il que cette production alimentaire à l'usage de toutes les classes
de la société, et qui est même d'une si grande ressource pour les malheureux, n'ait pas encore fixé
l'attention de l'administration chargée de veiller
à la salubrité publique ? Quiconque se rend coupable de frelater les vins ou d'en composer, se rend

passible des peines les plus sévères, quoique la plus grande partie de cette boisson ne soit employée qu'à satisfaire des besoins factices, qu'à entretenir la débauche et les vices les plus honteux. Pourquoi donc le lait, qui est pour beaucoup de personnes l'aliment quotidien, le seul qui convienne souvent aux valétudinaires et aux tempéramens faibles et aux enfans, n'est-il point un objet d'attention et de surveillance de la part de l'autorité ?

Il y a fort peu de différence dans la consommation du lait qui se fait à Paris pendant les diverses saisons; cependant les plus ignorans savent que ce n'est guère qu'au retour de la belle saison que les vaches vèlent; ce n'est guère non plus qu'au printemps que ces animaux trouvent dans les champs une nourriture abondante et en même temps plus favorable à l'augmentation du lait et à sa qualité. Néanmoins, au cœur de l'hiver il s'en débite presque autant qu'au solstice d'été : nécessairement il faut que la fraude supplée à ce que la nature refuse. Aussi, je ne crains point d'avancer qu'une grande partie du lait qui se vend à la petite mesure est falsifié. Ce serait donc rendre un service à la population de la capitale, que de soumettre la vente de ce produit à une sorte de juridiction, et de ne tolérer que le débit de celui qui serait reconnu naturel. N'a-t-on pas établi des halles et des marchés spéciaux pour des objets dont la consommation est moins générale, et peut-être moins importante ? L'on pourrait donc, ce me semble,

soumettre cette production à un ordre de vente lé-
gal et à une vérification. Avec de semblables mesures, on ne serait plus exposé à être ni incommodé ni empoisonné, comme moi-même je l'ai été.
Peut-être ne verrait-on plus des familles entières presque habituellement malades et chétives.
Car il est notoire que parmi les ouvrières qui tous
les jours prennent leur café au lait le matin, il
y a beaucoup de gastrites, et de maladies organiques de l'estomac; et en un mot beaucoup plus
d'indispositions qui proviennent de l'usage habituel d'une mauvaise nourriture, dans laquelle le
lait entre pour une grande partie. Il est presque
certain que les enfans qu'on nourrit avec un si
mauvais lait ne sauraient vivre long-temps. Aussi,
beaucoup de ceux qui naissent au sein de l'indigence deviennent-ils chétifs, quand ils ne trouvent point une nourriture suffisante dans le lait
maternel, et qu'on y supplée par le lait du commerce.

En supposant que le lait soit naturel, il peut
bien n'être pas toujours de bonne qualité; car on
sait que les vaches sont sujettes à quelques maladies
organiques, et notamment à la phtisie tuberculeuse. Cette maladie, ainsi que l'a remarqué M. La
Billardière, se montre plus communément aux environs des grandes villes et particulièrement dans
les faubourgs ou la banlieue de Paris. Selon cet
observateur, le lait des vaches atteintes de cette
maladie contient sept fois plus de phosphate cal-

caire que celui des vaches saines. On peut donc inférer de là que ce lait ne peut être que nuisible quand il est employé pour la nourriture des enfans nés avec une disposition à l'affection tuberculeuse. Quand bien même la conséquence qu'on peut tirer de l'analyse faite par M. La Billardière ne serait pas applicable à toutes les vaches phtisiques, il est toujours fort sage de regarder l'usage de ce lait comme pernicieux pour les enfans qui sont sains. Cependant nous employons tous les jours pour nos enfans et pour nous-mêmes le lait de ces vaches qui ont les poumons remplis de tubercules, et nous le prescrivons souvent comme moyen médicamenteux. En général on doit donc considérer comme une nourriture très-malsaine le lait qu'on débite à Paris, surtout pendant l'hiver. Non seulement il conviendrait que la nourriture de cet aliment fût soumise à une surveillance spéciale, mais aussi les vaches laitières devraient être reconnues saines et bien portantes.

Un état morbide dont on n'a point encore déterminé la nature, imprime au lait de vache une altération connue sous le nom de lait bleu. C'est principalement dans les départemens de Seine-Inférieure et du Calvados qu'on a observé le lait bleu. Les vaches qui le fournissent ne laissant apercevoir aucun signe de maladie, on ne sait donc à quelle circonstance attribuer cette altération physique, puisqu'elle est la même dans les différentes saisons et dans toutes les localités de ces départemens (1).

Le lait de vache varie encore beaucoup dans ses qualités selon les races qui le fournissent. Les vaches suisses et normandes, qui sont presque les seules dont on se serve dans les environs de Paris, donnent, il est vrai, beaucoup de lait, mais peu fourni en caséum et en beurre ; conséquemment il est peu savoureux et peu nourrissant, ce qui dépend sans doute de ce que cette race n'est point sur le sol qui lui convient le mieux, et que la nourriture qu'elle y trouve ne lui est pas la plus favorable. Les vaches de Bretagne, quoique beaucoup plus petites, donnent un meilleur lait, plus riche en beurre et en caséum, dès-lors plus suave et plus nourrissant. Les vaches du Limousin se rapprochent beaucoup de celles-ci, et j'oserais même affirmer que leur lait en substance est supérieur en qualités à tous les autres.

---

(1) Je ne hasarderai ici que cette opinion, que le lait bleu n'est point l'effet d'aucune maladie ; mais il paraîtrait dépendre de l'assolement sur lequel croissent les fourrages dont les vaches se nourrissent. Je connais quelques localités très-circonscrites où les vaches des meilleures races ne fournissent qu'un lait séreux, nullement butyreux et très-peu caséeux, tandis qu'à quelque distance de là, ces mêmes animaux donnent un lait supérieur en qualité, les fourrages étant les mêmes cependant sous le rapport des espèces de plantes qui les composent.

Quoiqu'il y ait des vaches qui par une disposition organiquè donnent un lait plus ou moins
fourni en principes nutritifs, la nourriture influe
beaucoup sur les proportions de ces mêmes principes. Les vaches qui paissent dans les lieux maré-
cageux, où les *scirpus*, les *carex*, les joncs croissent
abondamment, donnent un lait pur, nourrissant,
verdâtre, sans odeur et d'une saveur légèrement
acide, ne fournissant presque point de crème, et
fort peu de *caseum*. Nous voyons au contraire que
celles qui vivent sur les assolemens desséchés, où
viennent l'*anthoxanthum*, l'*alopecurus*, le *phleum*,
les *bromus*, les *festuca*, les *poa* et les *brisa*, toutes
plantes qui fournissent les meilleurs fourrages,
nous voyons, dis-je, que les vaches qui s'en nourrissent, donnent un lait d'un beau blanc, onctueux, d'une odeur agréable et d'une saveur douce,
avec beaucoup de crème et de *caseum*. La nature
du sol sur lequel les vaches prennent leur nourriture influe beaucoup aussi sur les qualités du lait.
Sans avoir jamais pu en saisir la cause, il est des
cantons, des domaines qui, quoique produisant
de très-bons fourrages, ne conviennent nullement
pour la nourriture des vaches, sous le rapport des
qualités du lait (1).

Lorsque les vaches vont chercher dans les champs
leur nourriture, qu'elles savent mieux choisir,

---

(1) Voyez la note précédente.

elles donnent un lait meilleur que lorsqu'elles
sont nourries à l'étable. La pâture qu'on leur apporte à l'étable, dans les environs ou dans les
faubourgs de Paris, est ce qu'elle doit être pour
donner un mauvais lait. Ce sont des herbes qui ne
sont point mûres, telles que des trèfles, des lu-
zernes ou sainfoins, ou bien un mélange de toutes
sortes de plantes dont un grand nombre ne sont
point pabulaires, comme les renoncules, les co-
quelicots, les géraines, les agrostèmes, l'alium
vinal et les chélidoines, plantes vireuses, irritantes ou narcotiques.

Je me suis convaincu que pendant tout le printemps et l'été, saisons pendant lesquelles toutes ces
plantes foisonnent aux environs de Paris, le lait
a une propriété narcotique ; ce qui tient sans doute
à ce que les vaches qu'on nourrit en grande partie
à l'étable mangent toujours quelque peu de co-
quelicots et de chélidoines, qui se trouvent en abondance dans les herbes qu'on leur apporte des
champs. Pendant l'hiver il est facile de reconnaître que le lait a souvent un goût de chou, parce
qu'alors les nourrisseurs font manger beaucoup
de cette plante à leurs vaches. Ce goût devient
surtout très-sensible quelques instans après avoir
pris le lait, qui développe des gaz semblables à
ceux que donnent les choux.

D'après ces considérations on voit combien l'allaitement artificiel avec le lait du commerce offre
peu de chances favorables. Il importe donc beau-

coup, pour qu'il soit plus fructueux, que les vaches qu'on emploie à cet usage soient saines, de bonne race, nourries au milieu des champs, en pleine campagne, dans des pâturages secs et de bonne nature.

Aussi-bien que le lait de vache, celui de chèvre peut servir à la nourriture des nouveau-nés. Le lait de chèvre est plus abondant en matière caséeuse, mais il renferme moins de beurre que celui de vache. Son arôme est très-prononcé pour certaines personnes, et il est facile à reconnaître, surtout quand l'animal se nourrit de plantes aromatiques. Quelquefois même ce lait a une odeur particulière, moins forte cependant chez les chèvres blanches et sans cornes. C'est à la présence de cet arôme *sui generis*, et à la petite proportion de beurre que contient ce lait, qu'il convient beaucoup aux enfans naturellement débiles.

Aucun animal n'est par sa nature aussi sain que la chèvre. Elle n'est point, comme la vache et la brebis, sujette à une foule de maladies. En outre, la chèvre est de toutes les contrées ; elle ne se nourrit que de plantes saines ; naturellement propre et sobre, commode à nourrir et facile à apprivoiser. Toutes ces qualités devraient donc lui faire accorder la préférence pour l'allaitement artificiel des enfans. Je suis persuadé que dans beaucoup de cas la chèvre serait la meilleure nourrice étrangère à donner aux enfans, et que bien souvent il vaudrait mieux garder ces innocens, et les élever ainsi,

que de les confier à des nourrices mercenaires. Non
seulement cette manière de nourrir les nouveau-
nés serait plus fructueuse, mais aussi bien moins
dispendieuse. Le coût et l'entretien de l'animal
ne sont presque rien, comparativement à ce qu'on
alloue à une nourrice. En été on peut la nourrir
avec toutes sortes de plantes potagères ou cham-
pêtres, et dans toutes les saisons avec du foin, de
l'avoine, du son et du pain. On sait combien les
chèvres recherchent les matières salpêtrées : en cela
la nature a un but pour diriger leur instinct. Sans
doute que c'est à la présence d'une certaine quantité de muriate de soude qui sature les pâturages
qui avoisinent la mer qu'il faut attribuer les
bonnes qualités du laitage que fournissent quelques-uns de nos départemens littoraux : tels que
ceux du Morbihan, du Finistère, de la Vendée, de
la Charente-Inférieure. Ainsi on pourra augmenter ou entretenir la quantité du lait chez les chèvres en leur donnant tous les jours dans un peu de
son ou d'avoine une demi-once de sel commun.

Il est une troisième espèce de lait qui non seulement peut au besoin remplacer les deux précédens, mais qui même dans quelques circonstances
mériterait la préférence, c'est le lait de brebis. Des
espèces ruminantes c'est celui qui donne les plus
grandes proportions de beurre, et la plus petite
quantité de sucre et de sérum ; il est plus onctueux
et en tout plus nourrissant que le lait de vache et
de chèvre. En raison de ses propriétés nutritives, il

ne conviendrait point d'abord aux nouveau-nés, dont l'estomac est trop délicat, mais il serait très-salutaire aux enfans faibles et chétifs qui dès la naissance auraient eu une mauvaise nourriture. Je pense qu'on n'a point encore su mettre à profit le lait de brebis, sous le rapport des avantages qu'il peut offrir pour la nourriture des enfans. J'ai remarqué dans quelques cantons pauvres, où les habitans ne possèdent d'autres animaux domestiques que quelques brebis, que les enfans qu'on nourrissait en grande partie avec leur lait étaient généralement bien portans et très-développés.

Sans doute que les animaux nous ont donné l'idée de l'allaitement artificiel. Cette manière de nourrir les enfans peut être mise en usage, soit en faisant téter l'animal par l'enfant, soit en donnant le lait à l'aide du biberon ou de la cuiller. Quoique la fable et l'histoire nous fournissent des exemples de dieux et d'hommes allaités immédiatement par des animaux, les essais de ce genre, néanmoins, ne sauraient conduire constamment au but qu'on se propose. Faire téter les animaux par l'enfant n'est pas toujours praticable, à cause de la difficulté d'en trouver ou de s'en procurer d'assez dociles pour les dresser à cet usage, de même aussi qu'il n'est pas toujours facile d'y accoutumer les enfans. La position gênante dans laquelle on doit les tenir, la nécessité de les présenter souvent au pis de l'animal, font de cette pratique un travail pénible. L'impossibilité ensuite d'avoir là l'animal à sa disposition, de s'en servir en temps et lieu, la nuit surtout, durant laquelle l'enfant a besoin de nourriture aussi-bien que pendant le jour, sont autant d'inconvéniens qui rendent l'allaitement immédiat ou la trahition presque impraticable.

L'allaitement artificiel, à l'aide de l'instrument ou du vase appelé biberon étant plus facile, je crois devoir le proposer comme le plus avantageux, et pouvant mieux s'accommoder à toutes les circonstances. Cette méthode, quoique la plus répandue, ne paraît point avoir fixé encore l'attention des économistes ni celle des médecins, dans ses moyens. L'on pourrait donc en espérer de plus grands avantages encore, en apportant quelques modifications dans la forme des biberons. Malgré mes recherches, je n'ai point trouvé de ces instrumens dont la forme ne soit défectueuse et qui n'en rende l'usage difficile ; aussi beaucoup de personnes y suppléent par une fiole ou petite bouteille, qu'on remplit de lait, et à laquelle on adapte au gouleau une petite éponge que l'enfant suce. A défaut d'une seconde ouverture l'air ne peut pénétrer dans le vase au fur et à mesure que le liquide s'en échappe, ce qui fait que l'enfant s'épuise en efforts pour attirer le lait, qui d'abord vient en très-petite quantité, mais bientôt, par une raison toute physique, il ne coule plus du tout.

J'ai vu de malheureux enfans, confiés à des personnes ignorantes et allaités de cette manière, ne prendre que quelques onces de liquide dans tout une journée. Ce vice mécanique n'est point la seule chose qui soit préjudiciable au nourrisson. La coutume de garnir l'embouchure des biberons avec une éponge a en outre cet inconvénient, que l'enfant aspire beaucoup d'air ; ce gaz, introduit dans l'estomac, se dilate et occasionne des flatuosités, quelquefois suivies de vomissemens. D'après toutes ces raisons, j'ai été engagé à proposer quelques changemens dans la composition et dans la forme des biberons. Le verre ou la porcelaine sont préférables pour la composition aux substances métalliques ou vernissées. La disposition de ceux que j'ai fait fabriquer en fera apprécier l'avantage sur tous les autres (1). L'ouverture principale est assez grande pour permettre de remplir et nettoyer facilement le vase, et au moyen de cette ouverture l'air pénètre au fur et à mesure que le biberon se vide par la succion. La seconde ouverture, dont le bec est traversé, fournit assez à la succion de l'enfant. Ce bec est garni d'une tétine, afin que les lèvres puissent mieux le saisir et se mouler dessus.

Pour l'allaitement artificiel, beaucoup de personnes préfèrent aux biberons la cuiller ou quelque vase creux. Pour le dire en passant, ces différens ustensiles ne sont point sans inconvéniens. Au moyen de la cuiller, l'enfant est forcé d'avaler tout

---

(1) Ces biberons se trouvent chez le marchand de porcelaines, rue du Faubourg-Montmartre, n. 43.

d'un trait le lait qu'on lui entonne, et l'air est
poussé et ingéré dans l'estomac avec le liquide:
aussi, après plusieurs cuillerées, le gaz fait irrup-
tion, et l'enfant reste tourmenté par des éructations
et des hoquets.

L'allaitement à l'aide des vases creux, par bibition, n'est pas plus avantageux. La mauvaise habitude de tenir le vase sur les lèvres de l'enfant tant
qu'il n'est pas vidé, l'oblige à avaler plus de liquide
qu'il ne le faut dans un temps donné, et il prend
dans quelques secondes seulement tout le lait d'un
repas, lorsqu'il lui faudrait plusieurs minutes,
comme on le voit quand on lui donne la mamelle.

Ces accidens qui résultent de la bibition, ne
sont point les seuls à considérer ici. Plusieurs phénomènes nécessaires au complément de la digestion
ne s'effectuent point comme ils ont lieu dans l'allaitement par succion. Dans la succion, le mouvement des lèvres, la contraction des joues, la présence
d'un corps étranger sur la langue, sont autant de
causes qui excitent les glandes salivaires. Le lait se
trouvant dès-lors mêlé à une certaine quantité de
salive, est plus digestible, tandis qu'il est souvent
repoussé par l'estomac s'il n'en est pas suffisamment saturé.

Dès la naissance, et pendant les premiers mois,
est-il besoin à l'enfant d'autre aliment que le lait
quand celui-ci est assez abondant pour fournir une
nourriture suffisante? La coutume de donner aux
nouveau-nés des bouillies et des panades ne

s'accorde point avec les lois de la nature. Nous ne voyons point les petits des quadrupèdes goûter à la pâture de leurs parens tant que la dentition n'est point commencée, et jusqu'alors ils n'ont uniquement besoin que de la mamelle de leur mère. La dentition devrait donc servir de règle pour commencer à donner à l'enfant d'autres alimens que celui que la nature lui a préparé. Ce n'est que dans le cas ou celui-ci manque absolument ou en partie qu'on peut avoir recours à une nourriture artificielle; mais cette circonstance est fort rare, tandis que l'usage d'une nourriture accessoire est généralement répandue; l'habitude en a fait une loi, et chez quelques nations ou dans certaines localités le premier aliment qu'on donne aux nouveau-nés est la bouillie, et le lait maternel ne devient plus qu'une nourriture secondaire. Cette coutume de nourrir les enfans avec les bouillies et les panades aurait les plus funestes résultats, si elle était généralement suivie; mais nous voyons que dans les contrées où elle est le plus particulièrement adoptée, les enfans sont doués dès la naissance d'une constitution telle qu'elle leur permet de mieux résister à l'influence d'une nourriture mal appropriée.

Les bêtes, qui ne s'écartent jamais des lois de la nature, sont exemptes d'une foule de maux auxquels l'espèce humaine est sujette, et que prépare si souvent une éducation vicieuse. Il est vraisemblable qu'une diète mal entendue au premier âge peut

disposer au rachitisme et préparer le vice scrophuleux. Dans l'antiquité, on avait déjà remarqué
que l'enfant n'était point tourmenté de vers tant
qu'il vivait uniquement du lait de sa mère ; au
lieu que ces animaux se multiplient d'ordinaire
chez l'enfant qu'on farcit de bouillie. L'époque de
la dentition indique seule le besoin d'alimens plus
solides et plus substantiels : ce ne serait donc qu'à
l'apparition des premières dents qu'il faudrait
donner à l'enfant quelque nourriture autre que le
lait, en en augmentant progressivement la quantité jusqu'au sevrage.

Quand l'enfant ne trouve point dans le lait maternel une nourriture suffisante, on doit y suppléer par quelques autres alimens tirés du règne
végétal. Les crèmes de pain bien cuit, éclaircies
avec le lait, et légèrement sucrées, sont meilleures
et d'une digestion plus facile que les bouillies. Pour
celles-ci, les farines de millet et de froment desséchées au four sont préférables aux farines crues.
Les farines de pommes de terre, de seigle, étant
simplement féculentes, conviennent mieux que
celle de froment, qui, par la présence du gluten,
est peu digestible à l'état naturel.

Dans quelque circonstance que se trouve l'enfant, plus il s'éloigne de la naissance, mieux son
estomac s'accommode des différentes nourritures
qu'on lui donne ; aussi pendant les premiers mois
on doit être très-circonspect sur leur quantité,
quand la nourrice a suffisamment de lait pour

fournir aux besoins du nourrisson. Il est fort important d'observer ici que les alimens autres que le lait sont bien plus profitables à l'enfant dans la première que dans la seconde période diurne. Les indigestions, les coliques, les convulsions sont plus ordinaires le soir que le matin, par cela même que l'estomac est plus irritable et semble participer à l'exacerbation générale qui commence avec le déclin du jour (1). Dans la seconde période diurne,

_____

(1) Le *modus sentiendi* de l'estomac, selon les différentes périodes du jour, n'est point particulier au jeune âge. A toutes les époques de la vie, chez tous les individus, la digestion est beaucoup plus facile le matin que le soir. L'activité de l'estomac n'est point relative ici au temps de l'abstinence; elle tient à une disposition physiologique qui coïncide avec la période diurne. Cette disposition physiologique de l'estomac ne se borne point, quant à son influence, à la digestion seule, mais elle s'exerce d'une manière remarquable sur tous les autres actes de la vie. Si l'on a égard à tous les phénomènes qui se représentent chez l'homme en état de santé, dans les différens momens du jour, on trouvera qu'il existe la plus étroite sympathie entre l'estomac et les autres organes. Tel individu n'est pas le matin à jeûn ce qu'il sera le soir. En général, le matin on est plus à l'aise de corps et d'esprit; pour les opérations manuelles il y a plus de dextérité; les sens sont plus délicats, les facultés intellectuelles plus en harmonie les unes avec les autres, le jugement plus sain; les idées se coordonnent mieux; on rectifie souvent le matin les erreurs de la veille, et c'est alors qu'on peut juger l'homme dans ce qu'il a de plus absolu. Ce n'est point ordinairement à jeûn que les passions les plus fougueuses éclatent, ni que les goûts les

on doit donc, sinon refuser à l'enfant quelque aliment solide, en être plus avare.

Quelques faits isolés, qui tout au plus ne devraient servir de règle de conduite que dans certaines circonstances, ont suggéré à plusieurs auteurs l'idée de proposer la nourriture artificielle comme étant préférable à toute espèce d'allaitement. Cette opinion est trop opposée aux lois de la nature pour ne point la considérer comme une erreur démontrée. Si quelques exemples d'enfans nourris autrement qu'avec le lait peuvent justifier cette opinion, ce n'est point une raison suffisante pour préférer cette méthode; car ici l'espèce humaine ne saurait faire exception, ni déroger impunément aux lois naturelles. La nourriture artificielle ne peut être considérée que comme un

---

plus dépravés se montrent. Après avoir mangé ou bu, les lâches deviennent souvent braves, l'homme paisible turbulent, et le débonnaire méchant. Il ne faut point confondre l'excitation organique qui opère ces changemens, avec le travail de la digestion qui est cause souvent d'actes contraires, à moins que quelque stimulant n'en neutralise les effets en imprimant à tous les organes un surcroît d'énergie. Quand l'estomac travaille au physique comme au moral, l'homme tombe dans une sorte d'indolence et de paresse (Sénèque, *de irâ*, l. III, c. 20). C'est, comme on le dit communément, entre la poire et le fromage, qu'on ébranle les plus fermes résolutions; aussi les gourmands et les ivrognes sont-ils les plus grandes dupes : *veluti pecora, quæ natura prona atque ventri obedientia finxit.*

moyen supplémentaire, une dernière ressource pour conserver la vie du jeune être : non point cependant qu'il ne fût préférable souvent de nourrir ainsi les enfans plutôt que de les confier à des mains étrangères. A Paris surtout, beaucoup de parens sont obligés de retirer leurs enfans de nourrice après quelques mois seulement, et de les élever à la cuiller. Je vois beaucoup de ces petits malheureux revenir maigres, chétifs, dans un état d'atrophie et d'émaciation générale, plus près des portes de la mort que de celles de la vie; se remettre ensuite par l'usage d'une bonne nourriture, secondée des soins d'une tendre mère.

Tel est le régime qui convient le mieux aux enfans qui ont souffert et que les circonstances privent de l'allaitement. Tant que la dentition n'est point commencée, une diète végétale est alors préférable à une nourriture substantielle tirée du règne animal. Les panades et les crèmes de pain bien cuit et suffisamment fermenté, étant d'une digestion facile, doivent être préférées à toutes les bouillies de farines ou des différentes pâtes préparées. Ces panades ou crèmes de pain se composent en faisant bouillir à petit feu, dans de l'eau, du pain de froment, jusqu'à ce que le tout soit bien lié; on ajoute un peu de sel, du beurre frais, assez de lait ou un jaune d'œuf dissous dans de l'eau pour étendre la panade jusqu'à consistance de bouillie claire, et l'on passe le tout à travers un linge ou un tamis.

Après les panades ou les crèmes de pain, on peut faire usage de quelques pâtes préparées : la semoule de bonne qualité est préférable à toutes les autres préparations de ce genre : cuite dans du lait coupé ou simplement de l'eau, on en compose une bouillie qui est plus saine et plus convenable à l'estomac délicat des enfans que celles préparées avec les farines. Le riz ne convient pas pour l'ordinaire des enfans; mais on peut l'employer avec beaucoup d'avantage quand ils sont atteints de diarrhées (1), de lienteries habituelles ou accidentelles, si fréquentes dans les temps froids et humides : et même les crèmes de riz préparées avec le bouillon gras, peuvent être d'une grande ressource dans ces circonstances

Comme dans les premiers temps de la vie la mastication est nulle, il est nécessaire que les crèmes, les panades et les bouillies aient peu de consistance, et soient plutôt liquides que solides; données en petite quantité avec la cuiller, en met-

_____

(1) Il ne faut point, comme le veulent les nouveaux doctrinaires, considérer ces diarrhées comme le résultat d'une irritation franche, d'une véritable inflammation de la muqueuse intestinale ; cette superexhalation ou sécrétion dépend d'un mode d'altération tout particulier. Il n'y a pas plus sthénie qu'asthénie. Toujours cet état maladif coïncide avec la sécheresse de la peau et le défaut de transpiration ; aussi la chaleur et les excitans portés sur cet organe sont souvent les moyens les plus puissans pour le faire cesser.

tant assez d'intervalle pour que la déglutition ait
le temps de s'effectuer. Presque toutes les nourrices
des campagnes sont dans l'habitude de passer dans
leur bouche les alimens qu'elles donnent à l'enfant.
Cette coutume n'a pour elles d'autre but que de
s'assurer si l'aliment est à une température convenable et de le triturer. Si cette précaution est
inutile et même dégoûtante pour le commun des
hommes, elle n'est point considérée comme telle
par le physiologiste. C'est une première élaboration que subissent les alimens, qui saturés d'une
certaine quantité de salive sont dès-lors d'une
digestion plus facile. Il ne faut donc pas condamner entièrement cette pratique sous le seul rapport du dégoût qu'elle inspire, puisque ce dégoût
est nul chez l'enfant. Beaucoup d'oiseaux font subir à la pâture qu'ils donnent à leurs petits une
sorte d'insalivation première, en la retenant plus
ou moins de temps dans leur jabot, pour la re-
gorger ensuite dans le bec de leurs petits.

Chez les enfans qu'on nourrit de la sorte, la soif
est un besoin qui se renouvelle plus souvent que
chez ceux qui sont nourris à la mamelle ; aussi
faut-il avoir attention de leur présenter souvent à
boire. L'eau légèrement sucrée ou miellée, ou une
décoction d'orge édulcorée avec un sirop simple
et lactée, sont les boissons qu'on doit préférer dans
le plus grand nombre des cas. Presque tous les
enfans aiment le vin, ou bien ils s'y accoutument facilement. Il ne faut donc point, à l'exemple

de quelques auteurs (1), le considérer comme une
boisson pernicieuse. Le vin au contraire est très-
salutaire aux enfans faibles et malingres (2). Ainsi
donc, à tous ceux dont le lait ne sera point la principale nourriture, on peut sans inconvénient leur
donner de l'eau vineuse légèrement sucr e : cette
boisson est même nécessaire dans les cas de diarrhées séreuses opiniâtres. Dans les contrées où le
vin est commun et de bonne qualité, les nourrices
sont assez dans l'habitude de donner le matin à
l'enfant une panade au vin. Bien rarement j'ai
eu lieu de voir les enfans nourris de la sorte présenter des dispositions au rachitisme, et nulle part
ils ne sont plus robustes et mieux constitués que
dans les pays vignobles, ou dès l'âge le plus tendre on les accoutume à boire du vin.

Pendant le cours de cette époque où l'enfant ne
peut encore exprimer ses besoins ni par la parole
ni par les gestes, il n'est point possible de préciser
absolument la quantité d'alimens dont il a besoin.
L'appétit se renouvelle d'autant plus souvent que
les alimens sont moins substantiels. Dans les hospices consacrés aux enfans trouvés, tous les individus se trouvant à peu près dans les mêmes
circonstances, on peut déterminer la quantité de
nourriture qu'il faut pour un jour à un enfant;
mais ce régime d'ordre suivi dans un établisse-

---

(1) Camper, OEuvres, t. III, p. 257.
(2) Hippocrate, *de Vict. fœsi*, sec. IV, p. 339, 10.

ment ne peut trouver son application dans l'économie domestique ni dans la vie privée. Dans un
hospice, les alimens sont les mêmes pour tous,
tandis que dans chaque famille on adopte un régime différent. Ce point d'hygiène des enfans, qui
a pour objet la quantité de nourriture, doit donc
être abandonné à l'intelligence des nourrices ou
des bonnes chargées de ce soin. Toujours est-il que
les enfans qui habitent les sites élevés et aérés consomment beaucoup plus que ceux qui croupissent
dans des lieux bas et humides, de même que les
enfans des campagnes comparativement à ceux
des grandes villes.

ARTICLE VI.

Du Sevrage.

LE temps auquel il devient nécessaire de sevrer l'enfant est subordonné à une foule de circonstances qui, sans exiger des règles de conduite particulières, peuvent cependant s'adapter à des préceptes généraux. Nous n'aurons égard ici qu'à celles qui se rattachent à l'enfant, les autres ayant déjà été indiquées.

Il n'est pont d'âge qu'on puisse fixer d'une manière invariable pour le sevrage des enfans; néanmoins les plus grandes variations sont de six à dix-huit mois. Non point cependant que le lait ne puisse être indispensable auparavant ou salutaire après, puisque nous voyons des enfans sevrés peu de temps après la naissance conserver leur santé, et offrir une aussi bonne constitution que d'autres qui ne quittent la mamelle qu'à un âge déjà avancé.

C'est une erreur de croire que plus l'allaitement est prolongé, plus les enfans sont sujets à devenir scrophuleux (1). Nulle part les affections scrophuleuses ne sont plus répandues que dans les contrées

---

(1) *Dict. des Sciences médicales*, t. LI, p. 212.

où les femmes sont d'une santé chancelante, et où d'autres circonstances s'opposent à un allaitement sain et naturel. Ces affections sont au contraire beaucoup plus rares dans les pays où les femmes sont bien portantes, et dont l'état de santé leur permet de donner la mamelle à leurs enfans jusqu'à l'âge de vingt mois à deux ans. Parmi le grand nombre d'enfans que j'ai vaccinés, j'ai été à même d'observer que ceux du même âge qui tétaient encore étaient en général d'une plus belle carnation que ceux déjà sevrés. Ce n'est pas sans étonnement, mais ces exemples sont rares à Paris, que j'ai vu des enfans de deux ans encore à la mamelle; ils étaient remarquables par la beauté, la fraîcheur de leur teint et leur développement. En les comparant avec d'autres qu'on avait sevrés de bonne heure, ces derniers, par comparaison, n'étaient que des avortons, devenus de petits vieillards par les mauvais effets d'un régime anticipé. Les probabilités de la vie ne sont certainement pas les mêmes pour les uns que pour les autres; et il est facile de juger en faveur desquels on peut les établir.

Ceux qui sont à même de voir beaucoup d'enfans qui, par leur position, ne sont point exposés à ces circonstances éventuelles qui entravent la marche de la nature, ont dû remarquer que l'allaitement prolongé n'a point seulement l'avantage de favoriser la nutrition, mais qu'il prévient encore une foule de maladies qui appartiennent particulièrement au premier âge. Pendant le travail de la dentition, les irritations gastriques et bronchiques sont très-fréquentes, et bien plus souvent mortelles chez les enfans qui sont sevrés que chez ceux qui sont encore à la mamelle. On ne peut point méconnaître que dans ces circonstances pathologiques le lait ne soit d'un puissant secours, alors que l'estomac ne peut supporter aucune autre boisson. Les nourrices intelligentes ne contrarient point alors les vues de la nature, qu'elles interprètent par les volontés de l'enfant, qui refuse tout, hormis le lait de la mamelle. D'ailleurs, cette liqueur n'est-elle pas douée de deux qualités précieuses, l'une médicamenteuse, sédative, et l'autre nutritive ? Sous le rapport de cette double vertu, nous croyons qu'en général on en supprime l'usage beaucoup trop tôt.

Comme il n'est rien qu'on n'ait cru pouvoir dire, quelques médecins ont prétendu que l'allaitement prolongé rendait les enfans stupides. Il est vrai que le lait, comme nourriture principale, donne peu de consistance aux organes et ne les développe qu'en volume : conséquemment un tel régime doit reculer les bornes de l'enfance; mais toujours est-il que l'allaitement est préférable à un régime plus substantiel, qui mûrit trop tôt les organes ; ce qui fait que l'enfance anticipe sur les autres périodes de la vie, et en dernier résultat l'espèce humaine ne fait qu'y perdre. En comparant nos jeunes villageois, qui n'ont quitté le sein de leur nourrice qu'à la deuxième et quelquefois la troisième année, aux enfans des grandes villes qui à peine ne l'ont eu que quelques mois, on trouvera au même âge, il est vrai, une différence sensible dans le développement de leurs facultés intellectuelles; mais cette différence ne subsistera pas long-temps quand les uns et les autres seront placés dans les mêmes circonstances; l'avantage finira par rester aux premiers.

Moins une opinion est d'accord avec la vraie philosophie, plus elle a besoin d'être étayée de preuves. Pour soutenir que l'allaitement prolongé nuisait au développement des facultés intellectuelles, on a dit que dans le Canada beaucoup d'enfans étaient stupides, parce qu'on les allaitait jusqu'à l'âge de trois ou quatre ans. On a cité encore les Moscovites, qui, pour éviter les passions humaines, ne donnaient jamais le lait de femmes aux enfans. Pourquoi attribuer à l'allaitement ce qui tient à une disposition innée des individus? De pareilles assertions ne sauraient trouver aucune créance parmi les hommes judicieux. Nous croyons donc que l'allaitement prolongé, s'il recule les bornes de l'enfance, ne transmet aucune disposition à des infirmités physiques ou morales; et que tout ce qu'on a avancé sur cette question ne mérite aucun examen sérieux ni approfondi.

Il est inutile de chercher à démontrer la fausseté de cet aphorisme qui se trouve reproduit dans quelques ouvrages, que le lait est moins nécessaire aux enfans qui sont nourris dans les grandes villes qu'à ceux qui le sont dans les campagnes (1). Cette opinion n'est aucunement d'accord avec l'expérience ni avec l'observation. Nous lui opposerons la fréquence des maladies auxquelles les enfans des villes sont sujets, dont le plus grand nombre dépendent d'un régime peu conforme aux lois naturelles.

L'âge le plus convenable pour le sevrage est d'un an à quinze mois. C'est alors que l'enfant commence à faire la différence des alimens, et qu'il peut, par le nombre de dents qui existent déjà, les triturer, les broyer et leur faire subir cette première préparation qui doit les rendre plus digestibles. Cette coutume de ne point sevrer les enfans avant cet âge est fidèlement observée dans nos contrées agrestes. Sans le savoir, les habitans de nos campagnes suivent mieux les lois de la nature qu'on ne le fait au sein des grandes villes, et sans d'autres avis que ceux que leur suggère leur intelligence. Les paysannes qui nourrissent, donnent la mamelle à leur enfant tant qu'il en a véritablement besoin, c'est-à-dire, tant que la première dentition n'est point achevée, lorsqu'elles ne peuvent point lui fournir d'autre aliment de bonne qualité, ou qu'il est habituellement souffrant.

Les femmes des campagnes n'ont point appris des médecins qu'il n'était pas prudent de priver

----

(1) *Dict. des Sciences méd.*, t. LI, p. 212.

l'enfant de la mamelle ou de le sevrer dans les saisons rigoureuses, pendant l'hiver ou la canicule. Aussi, lorsque la nécessité ne leur en fait point une loi, elles n'entreprennent cette tâche que dans les saisons tempérées, au printemps ou à l'automne, mais bien plus souvent encore au retour de la belle saison; et cette précaution paraît fort sage.

Il ne faut donc pas toujours mépriser ni les coutumes ni les usages d'un peuple rustre et ignorant; souvent on doit les regarder comme les fruits de l'expérience ou d'une longue pratique. Ces coutumes, qu'on taxe trop fréquemment de routine, sont quelquefois bien plus sages que ces brillans systèmes dont l'épreuve n'est pas toujours suivie des résultats qu'on s'en propose.

Il n'est point permis d'attendre toujours l'accomplissement de la première dentition ni l'âge d'un an pour le sevrage. Le lait, quel qu'il soit, ne convient point à tous les enfans. Il en est chez lesquels il détermine ou entretient des diarrhées colliquatives, un météorisme habituel, la maigreur et le marasme. Dans ces circonstances fâcheuses, c'est agir sensément que de sevrer les enfans, et de susbtituer au lait une nourriture plus substantielle. Dans ce moment, je vois deux enfans qui, pour les mêmes causes, ont été sevrés, l'un à deux et l'autre à trois mois; ils eussent infailliblement succombé si on ne les eût point ôtés de la mamelle. Il est donc fort important de dis-

tinguer les cas où le lait est une mauvaise nourriture, soit sous le rapport de ses qualités, soit d'a-
près une disposition particulière de l'enfant. Dans
cette dernière circonstance, ce n'est que dans le
sevrage qu'on trouve le salut du nourrisson.

Tels sont les conseils que nous pouvons proposer
comme étant les plus conformes à la raison, puisqu'ils sont basés sur l'expérience. Abstraction faite
des circonstances éventuelles, l'enfant qui en apparence conserve sa santé, et chez lequel, dans les
périodes de son développement, la nature suit une
marche régulière, peut sans danger être sevré de
dix à quinze mois. A cette dernière époque, il a
ordinairement ses huit dents incisives et les quatre
canines. Mais encore, comme la première dentition
ne s'achève guère qu'après trente mois, l'enfant
peut donc avoir besoin de lait jusqu'à cet âge; et
quelquefois il ne serait point prudent de le sevrer
entièrement avant ce temps, surtout lorsque l'éruption des dents est laborieuse et accompagnée d'accidens morbides.

Le sevrage, à proprement parler, ou la suppres-
sion absolue du lait de la nourrice, ne doit point
s'effectuer subitement; il faut y préparer de loin
l'enfant, et l'accoutumer graduellement aux alimens qui conviennent le mieux à son âge. La prudence veut qu'on mette quelquefois plusieurs semaines pour le conduire à ce sacrifice. Sur le nombre de fois par jour que la nourrice donne à téter,
elle en retranche une pendant une semaine, deux

ensuite dans le même espace de temps, ainsi jusqu'à ce que l'enfant ne tète plus qu'une ou deux fois par jour. La quantité de nourriture d'ailleurs sera augmentée proportionnellement à la quantité de lait qu'on retranche : avec ces précautions l'on pourra sans crainte effectuer complétement le sevrage.

Pour parvenir plus facilement à faire oublier le sein à l'enfant ou l'en dégoûter, certaines nourrices emploient quelques substances amères ou piquantes, dont elles enduisent le mamelon. Quand le nourrisson est préparé au sevrage, de tels moyens sont tout-à-fait innocens, mais ils seraient blâmables dans toute autre circonstance : car il est des enfans qui sont difficiles à sevrer, et ce ne serait point impunément qu'on les dégoûterait de téter, s'ils n'étaient point déjà accoutumés à une autre nourriture.

Nous avouerons qu'il n'y a guère que pour le sevrage même qu'on peut indiquer les règles à suivre. Quant au temps où il est jugé nécessaire, les circonstances, l'usage, la coutume et le caprice des parens en décident le plus souvent.

Sur ce point d'hygiène, comme sur beaucoup d'autres, il y a des variations sans nombre, selon les familles, les localités et les peuples ; et l'on ne peut point dire positivement si, à cet égard, les diverses méthodes adoptées se tournent au détriment de l'humanité, ou si les mêmes préceptes, généralement suivis et regardés comme les meilleurs, seraient plus avantageux. Il est consolant enfin de croire que la nature répare toujours les dommages que produisent nos erreurs, ou que l'espèce humaine peut mieux qu'aucune autre dévier de la voie qui lui est assignée dans l'ordre des choses périssables.

ARTICLE VII.

De la Nourriture qui convient aux Enfans après le sevrage.

Si l'enfant qu'on ôte de la mamelle était abandonné à lui-même, s'il avait à sa disposition un grand nombre de substances alimentaires, il goûterait d'abord aux unes et aux autres, et reviendrait à celles qui auraient davantage flatté son appétit; mais nul doute qu'il ne préférât les substances végétales. L'homme, par sa nature, serait donc plutôt phytophage que carnivore : s'il devient omnivore, ce n'est que dans l'état de civilisation, où l'exemple décide de ses goûts, où la domination et la nécessité forment ses habitudes. Même par sa conformation physique, l'homme ne paraît point appelé à dévorer les êtres dont il ne diffère en rien par le matériel. Si cet appétit était inné chez l'homme, pourquoi l'espèce des singes, avec laquelle il a tant de ressemblance, n'est-elle point carnivore dans l'état de nature, et le devient-elle dans l'état de domesticité ?

Sans sortir du domaine de l'espèce humaine, nous voyons que, plus l'homme s'éloigne de la civilisation, moins il est carnivore. Les Asiatiques mangent moins de viande que les Européens. A

Londres et à Paris, on dévore en une journée plus de bœufs que n'en consomme dans un mois toute une province d'Italie. La raison de cette différence est plus dans celle des appétits que dans l'inégalité de luxe.

L'histoire et la raison apprennent que le premier régime de l'homme fut celui de Pythagore. Plutarque et J.-J. Rousseau ont prétendu que l'homme avait violé la nature en se nourrissant de la chair des animaux. Ces philosophes ont considéré l'utilité d'une nourriture végétale d'après son influence sur les habitudes et le caractère des individus, mais aucunement sous le rapport des besoins qu'impose la condition sociale.

On ne peut nier que le régime diététique n'influe beaucoup sur les mœurs et le sort des nations, et que les révolutions des empires ne soient aussi souvent la conséquence de l'éducation première des individus que le résultat des circonstances éventuelles. Homère, en peignant les Cyclopes d'une laideur effroyable, les fait mangeurs de chair, tandis qu'il fait des Lotophages un peuple si aimable et si doux, qu'aussitôt qu'on avait essayé de leur commerce on ne voulait plus vivre qu'avec eux. Les grands scélérats s'endurcissent au meurtre en voyant du sang. Les nations carnivores sont féroces et cruelles; chez elles se commettent les grands crimes qui outragent et révoltent la nature.

L'habitude d'une nourriture végétale et tempérante, l'usage des alimens simples et sans apprêts sont non seulement des sources abondantes de santé et de vie, mais les peuples ou les nations qui vivent selon le régime de Pythagore sont d'un caractère doux et débonnaire. Les Indous, qui sont les plus sobres des peuples et qui ne vivent que de fruits, sont les plus doux des humains; de même que les Gaures, les habitans de l'île de Pâques et ceux de la Nouvelle-Espagne, qui ne vivent que de végétaux. Les habitans de nos campagnes mangent très-rarement de la viande, aussi sont-ils naturellement doux quoique vindicatifs.

Bien que des hommes n'aient vécu que de productions végétales, cela ne prouve cependant point que l'espèce humaine soit destinée à ne vivre uniquement que de végétaux. Selon les physiologistes, l'homme, d'après son organisation physique, est omnivore ou polyphage, et il doit se nourrir aussi bien de substances animales que de végétaux. Oui sans doute, une nourriture animale devient quelquefois nécessaire à une certaine époque de la vie, salutaire dans quelques circonstances, et même souvent indispensable par l'habitude; mais pour l'enfant, qu'on doit toujours éloigner le moins possible des lois naturelles, une diète animale le disposerait certainement aux maladies qui résultent d'une nourriture trop substantielle.

Le besoin continuel de manger pendant les premières années de la vie indique qu'il faut alors une nourriture plus abondante que substantielle. Le goût décidé que les enfans manifestent pour

toute espèce de fruit, explique suffisamment que
les végétaux conviennent mieux que les substances
animales, pour lesquelles l'appétit ne se développe
qu'avec la croissance, mais toujours plus par l'habitude de l'exemple que par le besoin. Comme la
tempérance a pour base une nourriture végétale,
l'observation prouve que les enfans qu'on accoutume à une nourriture simple jouissent habituellement d'une bonne santé et vivent plus long-
temps. L'histoire en donne pour exemples Auguste,
Henri IV et Newton. En général, les individus
dont l'enfance n'a point été assujettie à des précautions mal entendues, ni amollie par ces soins
indiscrets que prodigue la tendresse maternelle,
résistent mieux dans la suite à l'influence des
agens destructeurs, aux intempéries et aux priva-
tions de tous genres.

Comme le goût est l'expression d'un sentiment
naturel, il vaut mieux souvent l'avoir pour guide
que d'assujettir l'enfant à des règles ou à un ordre
de régime dont la nature ne saurait toujours s'accommoder. Telle nourriture qu'on croit la meilleure n'est pas toujours celle qui convient le mieux
à l'enfant. Si nous étudions les appétits qui se manifestent dans tout le cours de la vie, nous verrons
qu'à un âge avancé ils ne sont pas ce qu'ils ont été
dans les premières années. Les enfans préfèrent
toujours les alimens simples : tous mangent du
pain ou les composés de farine, des fruits et des
légumes, tandis qu'un grand nombre ne s'accou-

tument que tardivement à la viande et aux mets composés.

§ I.

DES ALIMENS TIRÉS DU RÈGNE VÉGÉTAL.

Du pain. — Le pain semble être pour l'homme l'aliment le plus naturel : si cette préparation ne fait point la base de la nourriture de quelques nations, c'est que le sol n'est point partout propre à la culture des céréales, ou l'habitude d'un autre aliment fait qu'on peut se passer de celui-là. Sur tous les points de l'Europe maintenant on cultive des céréales, ou bien on y transporte des farines. C'est surtout depuis la culture des précieuses graminées qui fournissent le pain, qu'on ne voit plus ces farines horribles qui ont désolé les nations les plus populeuses, et moissonné plus d'individus que les guerres et la peste. Grâce à l'agriculture, cette source féconde de prospérité publique, les peuples du nord n'ont plus rien à envier à ceux du midi. Dès-lors que les vastes forêts de la Germanie furent remplacées par des plaines fertiles, on ne vit plus ces excursions hostiles porter le fer et la flamme chez les favoris de Cérès. Nul doute que l'agriculture n'ait apporté des changemens favorables dans l'esprit des peuples barbares, mais ces changemens sont encore moins la conséquence des idées de propriété et d'un exercice physique, que le résultat de la nourriture qui en a été le fruit. Sous le rapport des mœurs, on pourrait trouver,

jusqu'à un certain point, des caractères de ressemblance ou de différence entre les nations, selon la quantité de pain que chacune d'elle consomme.

Le froment, le seigle, l'orge, sont les céréales
les plus répandues et celles qui conviennent le
mieux aussi pour la fabrication du pain. Les farines de ces graines, pures ou mélangées, seront
d'autant meilleures qu'elles seront récentes et plus
sèches: sans ces qualités, le pain n'est jamais aussi
bon ni aussi sain. C'est cette coutume de ne moudre
le grain qu'au fur et à mesure qu'on a besoin de faire
le pain, qui fait que celui-ci est plus savoureux et
plus nourrissant. Les farines perdent toujours de
leurs qualités en restant quelque temps au contact
de l'air; elles absorbent beaucoup d'humidité, et
passent souvent à la fermentation et même à la décomposition. La vétusté des farines et l'altération
qu'elles contractent dans les magasins où elles sé-
journent long-temps, font que le pain a souvent
un mauvais goût. C'est encore la vétusté des farines qu'on emploie à Paris qui fait que le pain
ordinaire y est souvent mauvais et détestable, aussi
ceux dont il fait uniquement la nourriture ne
peuvent-ils point le supporter long-temps sans dégoût ni sans en être incommodés.

Contenant plus de gluten qu'aucune autre farine, celle du froment (*triticum æstivum*) donne
le meilleur pain; les farines de sègle (*secale ce-*
reale, d'orge (*hordeum vulgare*), quoique moins

nourrissantes, fournissent un pain d'une digestion facile : mais c'est en mélangeant celles-ci avec la première, dans la proportion d'un cinquième, qu'on obtient le pain le plus agréable au goût.

Avant de faire le pain, on est dans l'habitude de pétrir une certaine quantité de farine avec un reste de pâte aigrie qu'on nomme levain. Cette première opération se fait ordinairement le soir quand on veut faire le pain le matin, ou le matin quand on veut cuire le soir; au reste, ce temps varie selon la coutume et les usages de chaque localité; mais il ne peut pas être moins de dix à douze heures en hiver, et de six à huit en été. Ce qu'on appelle levain ou ferment ne peut être employé au plus tôt qu'au troisième, et au plus tard après le dixième jour. Avant la première époque, la fermentation acide n'étant point assez développée l'on n'aurait alors qu'un pain azyme, lourd et indigeste; après la dernière, le ferment étant trop vieux ferait boursoufler le pain, et lui communiquerait un goût d'acidité désagréable.

La seconde opération, ou celle de faire le pain, consiste à bien mélanger la première pâte et la farine à l'aide de l'eau chaude. Le degré de température pour celle-ci est de 30 à 40 degrés du thermomètre centigrade. Dans quelques contrées l'on est dans l'habitude de saler le pain pour le rendre plus sapide. La présence du sel a en outre l'avantage de rendre le pain plus digestible, et d'entretenir plus long-temps sa fraîcheur. Le sel est presque indispensable dans le pain de seigle, qui est naturellement froid et compacte.

Après avoir bien battu la pâte dans tous les sens, on partage la masse en autant de parties qu'on le désire, on les place dans des vaisseaux de bois d'osier ou de paille, pour que la chaleur s'y maintienne plus facilement, car sans elle la fermentation serait retardée. Trois ou quatre heures après la pâte est suffisamment levée pour être cuite.

Il importe beaucoup que le pain soit bien cuit, autrement il serait lourd et donnerait des aigreurs. On reconnaît qu'il réunit les qualités nécessaires pour une bonne nourriture, quand en le divisant il laisse apercevoir des trous à peu près également distribués, et qu'il est léger sous un volume donné. Le pain récent est bien moins nourrissant et d'une digestion moins facile que le pain rassi : comme dans ce dernier état il a besoin d'être trituré plus long-temps, dès-lors en s'imprégnant d'une plus grande quantité de salive il est plus digestible, et conséquemment plus sain.

Les différentes espèces de biscuits, les pâtisseries assaisonnées et les pâtes préparées peuvent tenir lieu de pain, mais jamais ces composés que le luxe et la gourmandise ont inventés ne sauraient long-temps le remplacer. Le défaut de ferment dans les unes et la présence des corps gras dans les autres les rendent indigestes, et en font une mauvaise nourriture.

Bien fermenté et bien cuit, le pain est de toutes

les préparations des céréales le meilleur aliment,
soit en soupe ou en substance. Les soupes de pain
doivent donc avoir la préférence sur toutes les
bouillies de pâtes préparées.

Tous les enfans s'accoutument facilement à la
soupe, on est même étonné de la quantité que quelques-uns en consomment : dans les campagnes, les
enfans en mangent jusqu'à trois ou quatre fois par
jour, et dans l'intervalle quelques tranches de
pain et des fruits, voilà presque toute leur nourriture : aussi sont-ils mieux portans que ceux qui
déjeunent avec du chocolat, du café et du thé,
et qui aux autres repas se gorgent de viandes et de
pâtisseries de toute espèce.

Des Fruits. — L'avidité pour les fruits est telle
chez les enfans, que presque tous les mangent avant
leur maturité ; on les voit même dévorer ceux
dont les arbres se dépouillent. Pour le dire en passant, la cupidité profite de cet appétit bizarre pour
vendre ces mêmes fruits ; et des parens imbéciles
souffrent que les enfans les mangent quoique
essentiellement nuisibles, car plusieurs à ma connaissance en ont eu des indigestions à mourir. Mais
n'est-ce pas la police qu'on doit accuser ici de négligence, quand elle tolère la vente de ces fruits
avortés, véritables poisons ?

Comme base de toute nourriture, les fruits
même de meilleure espèce ne sauraient suffire,
surtout dans nos climats, où il est besoin d'une
nourriture plus substantielle que celle qu'ils pour-

raient fournir, et où aussi la quantité serait insuffisante. Les fruits néanmoins sont d'un très-grand
secours, et des accessoires précieux pour varier les
mets, soit dans leur état naturel, soit après leur
avoir fait subir quelques préparations pour corriger l'âpreté et l'acidité des uns, ou pour évaporer la grande quantité d'eau que renferment les
autres.

Ce serait une erreur d'attribuer aux fruits la
formation des vers intestinaux; les larves qu'ils
renferment ne sont point susceptibles de se développer dans les voies digestives. Loin de favoriser
le développement des vers, presque tous les fruits,
en raison de leurs qualités laxatives, sont vermi-
fuges. Il est de fait, d'ailleurs, que les enfans qui
en mangent beaucoup ne sont pas plus sujets aux
affections vermineuses que ceux qui en mangent
peu.

Dans son admirable prévoyance, la Providence
a placé sur tous les points habitables du globe un
plus ou moins grand nombre d'espèces de fruits.
La culture ensuite les a modifiés, et a changé en
ambroisie l'âpreté et l'amertume d'un grand
nombre. Aucune partie de la terre n'en produit
autant d'espèces que l'Europe, où l'on trouve aussi
les plus suaves et les plus séduisantes par leur
forme et leurs couleurs.

Selon la Genèse, le premier fruit qui tenta
l'homme fut la pomme, le fruit du *pyrus malus*,
qui paraît être le plus répandu, le plus varié et

le plus facile à cultiver. Quand la pomme est de bonne espèce et bien mûre, on peut la regarder comme un des meilleurs fruits et des plus sains, en raison des proportions de sucre et d'acide (acide malique) qu'elle contient : c'est le fruit dont on se lasse le moins; aussi les enfans qui en ont à discrétion en mangent-ils en grande quantité sans en être incommodés.

De tous les fruits charnus la poire (*pyrus communis*) est le plus suave : néanmoins elle est moins salutaire et plus indigeste que la pomme. Les poires d'espèces choisies ne sont bonnes qu'à leur maturité parfaite ; comme ensuite elles deviennent molles, elles perdent aussitôt de leur qualité : il faut cependant en excepter les poires sauvages, qui ne sont mangeables qu'à cet état de décomposition.

On doit considérer comme des contrées privilégiés celles qui produisent le plus innocent et le plus agréable de tous les fruits, la cerise, *prunus cerasus*. Ce fruit est aussi bon à la santé que séduisant par sa forme et sa couleur; il réunit toutes les qualités qui rendent les fruits salutaires. Toutes les espèces sont plus ou moins bonnes; mais il ne faut point croire, comme il est dit dans les livres d'hygiène, que les cerises aigres soient toujours préférables aux cerises douces. Celles-ci, plus précoces, sont plus suaves et d'une digestion plus facile que les cerises aigres. J'ai vu beaucoup d'enfans malingres et cachectiques recouvrer la santé et se régénérer, si j'ose m'exprimer ainsi, pour avoir

11

mangé abondamment, pendant toute la saison, des guignes rouges ou noires qui viennent en plein vent : il faut néanmoins en excepter la variété qu'on appelle bigarreaux, dont la chair est dure et indigeste.

De tous les fruits rouges il n'en est point qui soient employés à d'aussi nombreux usages que les groseilles. Dans l'état naturel, les rouges, *ribes rubrum*, sont d'un goût agréable et rafraîchissantes. Pour les officines et l'économie domestique on en prépare des sirops, des gelées et robs, qui ne sont pas moins utiles dans les cas maladifs qu'agréables dans l'état de santé. Les groseilles noires, *ribes nigrum*, et les blanches, groseilles à maquereaux, *ribes grossularia*, moins agréables au goût que les précédentes, sont souvent réfractaires à l'estomac, surtout les dernières, qu'on cueille presque toujours avant leur maturité.

Les fraises, *fragaria vesca*, les framboises, *rubus idæus*, et les mûres, *morus alba*, sont trop rares dans nos climats pour être considérées comme des productions alimentaires. Les deux premiers de ces fruits sont d'une saveur agréable, rafraîchissans et doués d'un parfum qui contribue autant à les faire rechercher que leur sapidité.

Si l'on en excepte quelques espèces, aucun fruit n'est plus discrédité que les prunes, *prunus domesica*. La qualité malfaisante qu'on leur suppose n'est point réelle ; la raison de cette prévention se trouve dans les influences pernicieuses de l'atmo-

sphère qui règne dans le temps auquel ce fruit
est arrivé à maturité. Où serait donc le principe
délétère dans ce fruit doux, aqueux et mucilagineux? D'ailleurs l'observation ne prouve aucunement que les habitans des contrées où ces fruits
viennent abondamment, soient plus sujets aux maladies qui se déclarent pendant la canicule que
ceux des pays où ils sont très-rares. Si quelquefois
ce fruit incommode, ce n'est qu'en vertu d'une action mécanique, qui est d'autant plus puissante,
que les voies digestives sont pendant les excessives
chaleurs plus facilement irritables. Cette raison
physiologique explique suffisamment pourquoi l'u-
sage des prunes peut être suivi d'indisposition : ce
n'est donc point le fruit qui est essentiellement
malfaisant par lui-même. Il n'est cependant point
indifférent de préférer quelques espèces, telles que
l'abricot, *prunus armeniaca*, la reine-claude, et
quelques autres recherchées par leur parfum et
leur suavité. Les prunes séchées au four sont d'un
grand secours dans l'économie domestique, et deviennent ensuite, par la coction, un mets léger,
sain, et un précieux auxiliaire pour la nourriture
des enfans.

Le moins répandu de tous les fruits, c'est le
melon, *cucumis melo*. Difficile à cultiver, le melon
paraît plus souvent sur la table du financier que
sur celle du laboureur. Comme beaucoup d'autres
fruits, il ne se trouve point sous la main, conséquemment il n'est guère possible de connaître

ses effets sur l'économie des enfans, puisqu'ils n'en mangent qu'accidentellement et en petite quantité. Aqueux, mucilagineux et sucré, le melon est rafraîchissant, et il n'est malfaisant que lorsqu'il a acquis trop de maturité, qui lui fait perdre une partie de son acide; il devient alors purgatif par l'excédant de mucilage et de sucre. Mais cueillis à temps, les melons de bonne espèce ne sont point malfaisans. Les autres cucurbitacées, telles que le concombre, *cucumis sativa*, la citrouille, *cucurbita citrulus*, le potiron, *cucurbita melopepo*, qui ne se mangent qu'après la coction, en potage ou en compotes, sont sains et nourrissans.

Les pêches, *amygdalus persica*, et les figues, *ficus carica*, ne viennent que dans quelques contrées, et jamais assez abondamment pour que les enfans soient à même d'en manger à discrétion. Dans tous les cas, ces fruits ne peuvent incommoder qu'en raison de leur quantité, et non par leur qualité.

De tous les fruits il n'en est point de plus agréable au goût et meilleur à la santé que le raisin. Il est à regretter que la culture de la vigne soit plutôt un objet de spéculation financière que d'hygiène publique, et qu'elle soit négligée dans beaucoup de contrées où le sol lui serait cependant favorable. Dans les pays où le raisin abonde, on y voit peu d'enfans avec des obstructions et des dispositions au carreau. Ce fruit est sans contredit le plus salutaire et le meilleur qu'on puisse leur donner.

On peut ranger dans la catégorie des fruits rares et devant être peu recherchés, les coings, *pyrus cydonia*, la nèfle, *mespelus germanica*, l'alize, *pyrus aria*, les cormes, *sorbus domestica*, dont les qualités devraient plutôt les faire mettre au rang des espèces médicamenteuses que parmi les alimens. Ces fruits sont fortement astringens, ayant la propriété de resserrer le ventre ; il ne serait donc point prudent de les donner à discrétion aux enfans, surtout à ceux qui ont le ventre paresseux, et qui sont disposés aux engorgemens mésentériques.

Les fruits à amandes douces, tels que les noix ; *juglans regia*, les noisettettes, *corylus avellana*, et les amandes, *amygdalus communis*, quoique très-nourrissans et d'une saveur agréable, ne sont pas tous également sains. Vertes ou sèches, les noix ont l'inconvénient d'occasionner des cours de ventre et quelquefois même des dyssenteries; ce que j'ai été à même d'observer dans certaines contrées où les noix sont en abondance. Le vulgaire n'est point étranger à cette observation, et il est fortement prévenu des qualités malfaisantes de ce fruit pendant tout l'automne. Les noisettes et les amandes sont beaucoup plus agréables au goût que le précédent; vertes ou sèches, elles n'ont aucune qualité malfaisante.

En raison de la grande quantité de fécule combinée avec une certaine proportion de sucre, la châtaigne, *fagus castanea*, est un des fruits les plus nourrissans et en même temps des plus sains. Dans quelques contrées, pendant presque tout l'hiver, la châtaigne fait la base de la nourriture des habitans. Nulle part les enfans ne sont plus robustes et mieux portans que dans le Limousin, où ils sont nourris principalement de châtaignes, tant que ce fruit peut se conserver. C'est par pure prévention qu'on dit que ce fruit est venteux et indigeste, il ne l'est du moins que pour les estomacs qui n'y sont point accoutumés.

Le commerce introduit chaque jour un grand nombre de fruits exotiques, souvent plus estimés par leur rareté que par leurs qualités réelles ; mais comme leur consommation est plutôt un objet de luxe que de nécessité, il ne sera point question ici des avantages qu'ils peuvent offrir ni des inconvéniens qui résultent de leur usage. Nous en excepterons cependant les oranges, les citrons et les limons, qui sont encore plus employés comme assaisonnement, ou pour servir à des préparations officinales, que comme substances alimentaires : ailleurs il sera parlé de ces fruits.

Des légumes. — Sous cette dénomination nous comprendrons toutes les espèces potagères herbacées, les graines cultivées pour les usages domestiques, les racines et les bulbes.

En raison de la petite quantité de fécule que contiennent les espèces herbacées, les choux, les laitues, les chicoracées, les épinards, les bettes, etc., elles sont peu nourrissantes ; mais quand elles sont de bonne qualité et arrivées à un degré de maturité convenable, elles deviennent des accessoires précieux dans la nourriture journalière. On néglige trop d'y accoutumer de bonne heure les enfans, auxquels les panades et les soupes herbacées conviennent mieux que les potages préparés avec les sucs de viande. Plusieurs de ces plantes sont susceptibles d'être conservées après leur avoir fait subir quelque préparation : tout le monde connaît la choucroute et l'oseille confite. Le peu de soin qu'on met dans la confection de ces sortes de préparations, doit les rendre bien souvent suspectes, et même, malgré toutes les précautions qu'on a pu y apporter, leur usage n'est pas toujours exempt d'accidens graves, ce qu'il faut attribuer sans doute à leur degré de décomposition avancé quand on les livre au commerce. La culture influe beaucoup sur les qualités de ces espèces : nulle part les choux ne sont plus désagréables qu'à Paris, ce qui dépend de la trop grande quantité et de la nature des engrais qu'emploient les jardiniers ; par cela même, les espèces acquièrent une odeur animale forte et même insupportable. Les turions d'asperges et les artichauts peuvent aussi-bien que les plantes précédentes entrer dans le régime qui convient aux enfans.

Dans l'économie domestique, les graines des légumineuses, telles que les fèves, *vicia faba*, les haricots, *phaseolus vulgaris*, les pois, *pisum sativum*, les gesses, *lathyrus angulatus*, les lentilles, *ervum lens*, sont d'un grand secours, aussi utiles à la classe indigente que dédaignées des Lucullus. En raison de la grande quantité de fécule qu'elles contiennent, elles sont très-nourrissantes, et en général d'une digestion facile quand elles sont suffisamment cuites. Les légumineuses ne sont point une mauvaise nourriture, comme on le croit communément ; si elles occasionnent des flatuosités, c'est que le plus ordinairement on n'a point l'attention de les cuire au degré convenable. Toujours est-il que ces espèces n'ont aucune qualité qui doive les faire exclure du régime qui convient aux enfans ; tout au contraire, j'en ai vu quelques-uns être rendus à la santé en ne leur donnant uniquement que des potages faits avec des gelées de haricots (1), quand tous les autres alimens étaient refusés ou se montraient réfractaires à l'estomac. Dans la maladie connue sous le nom de lienterie (2), les

_____

(1) J'emploie ici le mot gelée par analogie, d'après la consistance que le bouillon de haricots acquiert par le refroidissement. La manière de préparer ces potages consiste à faire cuire dans un pot de terre, dans la proportion de 1/6, des haricots avec les 5/6 d'eau, en renouvelant le véhicule jusqu'à ce que le légume soit réduit en purée. On laisse déposer et refroidir celle-ci ; on décante le liquide ou plutôt le mucilage, avec lequel on fait bouillir ensuite du pain bien cuit, en y joignant en même temps un peu de beurre et de sel.

(2) Espèce de dévoiement caractérisé par des déjections dans lesquelles les alimens sont rendus à peu près dans le même état qu'ils ont été pris.

purées de pois et de haricots peuvent être employées avec beaucoup d'avantage. On peut donc
inférer de là que si ces substances sont salutaires
dans quelques cas maladifs, elles ne sauraient
devenir malfaisantes dans l'état de santé. Les légumes verts sont plus recherchés que secs: dans
l'un et l'autre état ils sont agréables au goût, et deviennent avec l'habitude une nourriture saine.

Des racines. — Les racines potagères alimentaires, les navets, *brassica napus*, les carottes,
daucus carota, le panais, *pastinaca pastus*, la
betterave, *betta vulgaris*, le salsifis, *tragopogon
pratense*, la scorsonère, *scorsonera hispanica*, et
quelques variétés de ces espèces, sont les seules
cultivées et en usage dans nos climats. Ces racines,
quoique peu nourrissantes, sont, depuis leur entier
développement jusqu'au moment de la végétation
printanière, d'une saveur agréable, d'une digestion facile, et très-salutaires. On ne saurait trop
recommander de préparer des potages avec ces
racines en substance ou en décoction. Par leurs
propriétés diurétiques et rafraîchissantes, elles
maintiennent la liberté du ventre, si nécessaire
chez les enfans, comme étant la première indica-
tion à remplir pour prévenir ou combattre les
engorgemens mésentériques ou le carreau, contre
lequel les moyens les plus rationnels à employer
doivent être tirés de la diététique.

Parmi les racines alimentaires, la pomme de
terre tient le premier rang. Ce tubercule peut au

besoin tenir lieu de toute autre nourriture. Dans
nos campagnes, pendant tout l'hiver, les enfans
mangent beaucoup plus de pommes de terre que
de toute autre chose. Cette nourriture, peu substantielle cependant, a sur toute l'économie une influence qui nous semble n'avoir pas été encore signalée. Tous les enfans qui mangent beaucoup de
pommes de terre sont peu sujets aux diarrhées de
même qu'aux affections vermineuses. Ce n'est point
à un principe particulier qu'il faut attribuer cette
double propriété. Mais il est facile de concevoir
qu'une substance farineuse et friable, comme celle
de la pomme de terre, absorbe une grande quantité de mucosités gastriques et intestinales qu'elle
entraîne au dehors, et dont la présence provoque
une foule de maladies. Le topinambour, *hélian-
thus tuberosus*, quoique nourrissant, l'est cependant moins que la pomme de terre; sa rareté dans
nos climats ne permet point de lui assigner encore
un rang parmi les substances alimentaires.

Il nous reste à parler encore de quelques autres
espèces potagères, mais qui n'entrent dans la composition des mets que comme des assaisonnemens,
telles que le persil, *apium petroselinum*, le cer-
feuil, *scandix cerefolium*, le thym, *thymus ser-
pyllum*, les feuilles du laurier-cerise, *prunus lauro-
cerasus*. Si nous en exceptons le laurier-cerise qui
a des qualités éminemment délétères, dues à la présence de l'acide prussique, toutes ces espèces employées comme des assaisonnemens sont innocentes.

Mais en raison de leur odeur très-pénétrante et de leur grande sapidité, elles ne sont point agréables au palais des enfans, qui ne s'y accoutument qu'avec le temps. Il en est de même des plantes bulbeuses potagères, de l'ail, *allium sativum*, des ognons, *all. cœpa*, des poireaux, *all. porum*, de l'échalotte, *all. Scaloninum*, des ciboules, *all. schœnoprasum*, pour lesquelles en général les enfans ont un dégoût prononcé (1), mais qui s'affaiblit ou cesse avec l'habitude d'en trouver dans toutes les préparations culinaires.

L'appétit primordial est nul pour toutes les espèces qui ne sont point essentiellement nutritives. C'est la dépravation du goût et non le besoin réel qui a introduit dans l'économie domestique toutes ces productions exotiques appelées épices, telles que le poivre, *piper nigrum*, le girofle, *caryophillus aromaticus*, la muscade, *myristica aromatica*, la cannelle, *laurus cinnamomum*, le gingembre, *amomum zinziber*, etc. Nous observerons que tous les mets fortement épicés ne conviennent nullement aux enfans, qui, en cela beaucoup plus sages que nous, les refusent presque toujours.

---

(1) Toutes ces espèces bulbeuses sont anthelmentiques (contraires aux vers). Les enfans qui mangent beaucoup d'ail ne sont point sujets aux affections vermineuses; et j'ai souvent combattu avec succès les mêmes affections en prescrivant aux enfans une décoction d'ail coupée avec du lait, donnée en boisson ou en lavemens.

Des champignons. — Il existe encore une famille de végétaux dont beaucoup d'espèces sont alimentaires; mais aussi très-souvent, au parfum le plus suave se joint le poison le plus violent. Parmi les nombreuses espèces de champignons, il serait difficile d'indiquer d'une manière précise les caractères qui doivent faire rechercher les uns et repousser les autres. Ici l'habitude et l'expérience valent mieux souvent que tous les secrets de la science. Où les champignons abondent, il est bien rare de voir des accidens déterminés par leur usage, tandis que les empoisonnemens sont fréquens dans les contrées où ils sont rares. Les espèces comestibles qui offrent le plus de sécurité se rencontrent dans les genres agaric, bolet, morille et truffe. Dans le premier de ces genres se trouve le champignon de couche, *agaricus campestris, albus supernè, infernè rubens,* très-abondant au mois d'octobre, poussant après les pluies sur le gazon, dans champs et dans les prairies; l'oronge, *agaricus aurantianus,* dans les bois, à la fin de l'été; le mouceron, *agaricus violaceus,* printanier; le couleuvré, *agaricus colubrinus* (1). Dans le second genre, bolet, on rencontre le ceps, *boletus edulis,* à la fin de l'automne. Dans le genre morille, on ne trouve guère que le *phallus esculentus.* Enfin le plus sapide et

---

(1) Ce champignon vient d'une taille extraordinaire dans les bois de Boulogne et de Romainville, près Paris. **On le** nomme aussi poturon, poterelle, champignon franc.

le plus recherché de tous les champignons est la truffe, *lycoperdon tuber*. Toutes ces espèces sont bonnes et saines, cueillies à temps et préparées convenablement.

Tous les accidens qui sont dus à l'usage des champignons ne sauraient cependant être attribués à des qualités essentiellement vénéneuses. Les espèces les plus innocentes deviennent souvent délétères par la vétusté. La plupart des champignons comestibles passent à un degré de décomposition après leur maturité, et il s'y développe un principe plus ou moins irritant. La chair des agarics et des bolets perd alors sa blancheur naturelle, et leur doux parfum se change en une odeur forte, comme putride. D'autres fois le tissu des champignons vieux est criblé de petits trous ou sillonné de stries noirâtres pratiquées par des vers qui s'y engendrent. De quelque espèce que soient les champignons, les caractères de vétusté doivent les faire rejeter, étant alors essentiellement mauvais.

Outre les principes délétères que développe la vétusté, je pense que tous les champignons portent avec leur eau de végétation un principe irritant, d'autant plus actif qu'ils sont plus vieux. Aussi, est-il toujours prudent, quand on agit sur une certaine quantité, de les jeter d'abord dans l'eau bouillante, ou bien, au moyen de la chaleur, de leur faire rendre leur suc naturel avant de les assaisonner. Quant à l'influence de ces végétaux, donnés comme nourriture, sur l'économie des en-

fans, ils semblent agir comme anthelmentiques.
Dans quelques provinces où les habitans mangent
beaucoup de champignons pendant une partie de
l'automne, j'ai cru reconnaître que les affections
vermineuses, chez les enfans, sont bien plus
rares qu'ailleurs, et moins fréquentes à cette saison qu'en tout autre temps.

§ II.

ALIMENS TIRÉS DU RÈGNE ANIMAL.

Si le règne végétal est plus abondant en espèces
alimentaires, il est moins riche en élémens nutritifs et réparateurs que le règne animal. Le sucre,
la gomme, la fécule, principes doux et sédatifs,
sont la base des premières. Dans les substances animales, outre les principes beaucoup plus nourrissans, tels que la gélatine et la fibrine, qui en composent la plus grande masse, un grand nombre
d'autres à base salifiable s'y trouvent combinées,
et donnent à ces substances une saveur très-marquée et des qualités excitantes. Il est donc facile
de pressentir que les alimens tirés du règne animal ne sont point ceux qui conviennent le mieux
à un être qui quitte le sein maternel. Les enfans
soumis de bonne heure à une nourriture animale,
sont beaucoup plus précoces; leurs organes arrivent plus tôt à maturité, mais sans acquérir plus
de développement. Tels que ces plantes qu'on cultive dans une terre trop riche en principes nour-

riciers, elles poussent vigoureusement pendant un certain nombre d'années, parviennent en moins de temps à leur entier développement, mais pour dépérir aussi beaucoup plus tôt que si elles étaient abandonnées uniquement aux soins de la nature.

Quel vaste sujet de méditations pour le philosophe et le médecin, que l'influence de la nourriture pendant les premières années de la vie sur la destinée des individus (1)! Mais, sans sortir de la question purement médicale et hygiénique qui se rattache uniquement à notre objet, nous remarquerons que les enfans qui mangent beaucoup de viande sont très-irritables et disposés aux maladies aiguës. les inflammations des organes de la digestion et du cerveau sont aussi rares chez les enfans qui sont habitués à un régime frugal, que fréquentes

---

(1) Il n'est point hors de propos d'observer que de toutes les substances alimentaires celles qui, sous un volume donné, contiennent moins de parties nutritives, conviennent le mieux à l'enfance. Les voies digestives, pendant les premières années de la vie surtout, ont besoin d'agir constamment et sur une grande masse. Cette réflexion peut aussi s'appliquer aux adultes. Ceux qui mangent habituellement beaucoup, et dont l'estomac et les intestins ont acquis beaucoup d'amplitude par l'usage d'une nourriture abondante et peu substantielle, sont exempts de cette foule de maladies qui reconnaissent pour cause les congestions sanguines vers le foie, la rate et les épiploons; lesquelles, au contraire, sont très-fréquentes chez ceux qui mangent peu, comme les mélancoliques et les hypocondriaques, ou ceux qui usent habituellement d'une nourriture animale trop succulente.

chez ceux qui se gorgent d'alimens substantiels tirés du règne animal. Pour vérifier cette assertion,
il n'est besoin que de considérer l'enfance dans les
diverses conditions de la société, et l'on verra que
partout où l'état de fortune ne permet qu'un régime sobre et frugal, mais de bonne nature, les enfans jouissent habituellement d'une meilleure santé
que ceux qui vivent au sein du luxe et de l'abondance.

En admettant que l'espèce humaine par sa nature soit omnivore, il est évident cependant qu'elle
n'est point appelée à se nourrir des mêmes alimens dans toutes les périodes de la vie. Si ce n'est
point une violation des lois naturelles que de faire
participer les enfans au régime des adultes, c'est
du moins une anticipation sur le temps de l'application de ces mêmes lois. Bien persuadé que toutes
les modifications qu'on pourrait proposer ne triom-
pheraient point des usages reçus, je pense qu'il est
tout-à-fait inutile de donner plus d'extension à
nos réflexions à cet égard.

De tous les alimens tirés du règne animal, ceux
qui conviennent le mieux à l'enfant sont le lait et
les œufs. Le lait de bonne qualité est un aliment
salutaire, et désiré de tous les enfans. Dans l'économie domestique le plus en usage est le lait de
vache, ensuite celui de chèvre, le lait de brebis
est beaucoup plus rare. Comme aliment le lait de
chèvre est le meilleur, en ce qu'il varie moins dans
sa composition. En substance le lait est plus sain

que les diverses préparations qu'on en obtient, telles que le beurre, la crème et le fromage. Nous ne parlerons que de ce dernier, dont l'usage est si répandu.

Pour les enfans aucun aliment n'est peut-être moins salutaire que le fromage. Nous sommes même autorisé à croire que beaucoup d'affections vermineuses sont dues à cet aliment. Il est des contrées, des localités, des familles même, où ces maladies semblent régner plus particulièrement, et notamment dans les campagnes, chez les petits particuliers, dont les enfans n'ont rien autre chose souvent que du fromage à leurs repas. A Paris, on est à même de remarquer aussi que les affections vermineuses sont plus fréquentes chez les enfans des classes pauvres, qui la plupart du temps ne mangent rien autre chose à leurs repas que du mauvais fromage (1) ou le rebut des fruits. Les maladies vermineuses ne sont point les seules qui résultent de l'usage continué de cet aliment mal-

---

(1) Le développement des vers intestinaux serait-il favorisé par l'usage du fromage, ou bien cette substance renfermerait-elle les larves de ces animaux? Quant à leur étiologie, tout est encore obscurité, car il est difficile de se ranger de l'opinion de quelques naturalistes, et notamment de partager celle du savant M. Virey, qui pense que la nature a déposé leurs germes dans nos organes, et leur a fourni tous les moyens de s'y développer et de s'y reproduire.

sain. La fermentation développe toujours dans le fromage un principe fort irritant et même enivrant, qui est surabondant dans le rebut de ce comestible qui devient la pâture des malheureux (1). En général le fromage, d'espèce quelconque, ne peut être considéré comme une nourriture saine.

On peut mettre les œufs au premier rang des choses alimentaires très-substantielles; en général, ils sont d'une grande ressource dans l'économie domestique, et en particulier ils sont une nourriture précieuse pour les enfans. Il faut observer que dans les mets dont ils sont la base, il importe beaucoup que la partie albumineuse (le blanc) soit parfaitement mélangée avec la partie mucilagineuse (le jaune). Les œufs durs sont indigestes, parce que le blanc coagulé laisse peu de prise au suc gastrique. Dans nos climats, les œufs de poules

---

(1) Combien il faut que le démon de l'avarice tourmente ceux qui spéculent encore sur des comestibles que repousseraient les animaux les plus immondes! Et la police, plus coupable encore, tolère la vente d'alimens pourris dont l'horrible puanteur serait capable d'engendrer la peste. Le débit de vieux fromage et de vieille morue est considérable à Paris. D'avides spéculateurs préfèrent retenir leur marchandise plutôt que de la livrer au commerce avec un bénéfice raisonnable, tant qu'elle est en bon état. Mais plus tard, ce que le malheureux n'a pu d'abord payer de sa bourse, il le paie de sa santé. Quiconque veut avoir une idée de ces incuries touchant l'hygiène publique, peut fréquenter les marchés à Paris, et aller dîner à 22 sous.

sont les plus communs ; mais on peut également faire usage de ceux de canes, qui même sont plus onctueux que les premiers. Les œufs d'oies, de dindes et de pintades peuvent également fournir aux mêmes besoins.

Des Viandes.—Cette dénomination ne convient qu'à la chair des animaux à sang rouge et chaud, et à ces masses composées principalement de muscles. Celle des animaux domestiques volatiles est la plus agréable au goût et la plus digestible, et celle qui en même temps convient le mieux aux enfans, toutefois en exceptant les chairs huileuses, celles de l'oie et du canard. La chair des mammifères est beaucoup plus animalisée et plus succulente, et conséquemment elle résiste davantage à l'estomac ; il faut cependant en excepter les viandes de lait, celle du chevreau, de l'agneau et du veau, qui approchent beaucoup de celle des volatiles de basse-cour, et qui, par cela même, conviennent mieux aux enfans que les viandes du bœuf et du mouton. Celles-ci en substance ou en bouillon sont peu favorables aux enfans aussitôt le sevrage. Il est même fort ordinaire de voir la première de ces viandes leur occasionner des indigestions. La prudence exige donc qu'on les y accoutume graduellement.

En raison de la grande quantité de graisse ou d'huile animale que contient la chair de porc, beaucoup d'estomacs ne la peuvent digérer, et en général elle est peu salutaire aux enfans au bas âge. La plus grande quantité de la chair de porc n'est point consommée dans l'état naturel, mais elle est employée à la fabrication des mets qui sont l'objet de la charcuterie ; ou bien bans l'économie domestique on lui fait subir quelques préparations pour la conserver plus ou moins de temps. Mais en général tous ces mets et toutes ces préparations, eu égard aux nombreux assaisonnemens qu'ils renferment, deviennent une nourriture malsaine par leur usage long-temps continué. La classe pauvre et la plupart des ouvriers, à Paris, qui ne mangent guère autre chose que la mauvaise charcuterie, sont très-sujets aux maladies qui reconnaissent pour cause essentielle quelques altérations des organes de la digestion. Nécessairement les enfans qui partagent une telle nourriture doivent participer aux mêmes maladies.

Eu égard à la consommation journalière qui se fait de la chair de porc (1), quelques réflexions sur

---

(1) On est étonné de la quantité de porcs qu'on mange en France ; en cela nous tenons beaucoup des Gaulois, qui faisaient une grande consommation de cette viande. Jusqu'au xv⁰ siècle même, chaque maison à Paris élevait un porc, qu'on tuait à l'époque des grandes fêtes annuelles. Cet usage s est fidèlement conservé dans tous les villages de la France. Si, dans le rapport de la population, la consommation est dans le reste de la France ce qu'elle est à Paris, où il entre à peu près chaque année 74 mille de ces animaux, en somme totale nous en égorgerions trois millions par année. Quelle horrible boucherie !

les différens procédés qu'on emploie pour la conserver long-temps ne seront point hors de propos, dès-lors qu'elles tendent à prouver que les procédés mis en usage le plus souvent ne sont pas toujours sans de graves conséquences. Le petit-salé et les jambons, outre qu'ils perdent beaucoup de leurs propriétés alimentaires, contractent souvent de mauvaises qualités par la vétusté et par les assaisonnemens qu'on emploie pour leur conservation. Beaucoup d'accidens, dont on méconnaît la véritable cause, sont dus au laurier-cerise avec lequel on entoure les jambons, ou que l'on met dans les vaisseaux à salaison (1).

Pour satisfaire son insatiable appétit, l'homme n'a pas seulement dans ce but soumis à l'état de domesticité un grand nombre d'animaux, mais il porte encore la destruction parmi ceux qu'il n'a pu apprivoiser; et devenu chasseur, il moissonne sans pitié ces espèces timides et innocentes. Vivant dans l'état de nature, et choisissant leur pâture, les espèces des champs qu'on appelle gibier donnent une chair beaucoup plus animalisée que celle des

---

(1) L'acide prussique que contiennent les feuilles du laurier-cerise et l'acide hydrochlorique du sel commun ne peuvent-ils pas, par leur action réciproque, donner lieu à un principe délétère très-actif? Ce n'est là qu'une simple question, qui ne mériterait aucune importance si l'on n'avait des exemples de véritables empoisonnemens causés par l'usage des salaisons.

animaux domestiques. Aussi ces viandes sont-elles très-nourrissantes et échauffantes, et conviennent fort peu aux enfans du premier âge.

Aucune partie de l'économie domestique n'est moins soumise à des règles fixes que celle qui a pour objet la préparation des viandes qui doivent servir d'aliment. Sans doute que les premiers hommes qui firent usage de la chair des animaux durent la manger crue; mais comme l'historique de l'art culinaire n'est point de notre objet, nous nous bornerons à présenter quelques observations sur les différens modes de préparation qu'on doit faire subir aux viandes pour les convertir en alimens sains. Les viandes fraîches de bonne qualité sont préférables aux viandes salées ou desséchées; rôties ou grillées elles perdent moins de leur saveur et sont plus nourrissantes que celles qui sont préparées par coction. De tout temps les viandes rôties ont été recommandées comme une bonne nourriture pour les enfans (1), et sous tous les rapports elles doivent être préférées à tous les ragoûts, dans lesquels on mélange une foule d'ingrédiens sinon nuisibles, du moins inutiles.

C'est aussi avec les viandes fraîches que l'on prépare les meilleurs bouillons, qui sont une dissolution de matière gélatineuse, d'une substance extractive animale, de phosphate et de muriate de

_____

(1) Platon, *de Repub.*, l. II.

soude et d'ammoniaque, et de plus un peu d'huile graisseuse, un peu de matière albumineuse et une petite portion de phosphate de chaux. La chair des animaux adultes, celles du bœuf, du mouton et des vieilles volailles, donnent un meilleur bouillon que les viandes de lait.

Par le moyen du sel et de la dessiccation, on conserve plus ou moins long-temps les viandes, mais d'autant mieux que les animaux sont plus âgés et que leur chair a été préalablement desséchée. Cette précaution de laisser d'abord évaporer l'eau que contient la viande est indispensable pour la conserver long-temps en bon état; car, pour prévenir la corruption, il faut que le sel soit en excès sur l'eau que laisse échapper la viande. Mais toujours est-il que les viandes durcissent dans le sel, perdent de leurs qualités substantielles, et sont moins digestibles qu'à l'état frais. Sous tous les rapports, les viandes salées sont peu salutaires aux estomacs jeunes et délicats.

Les considérations philosophiques émises par quelques auteurs sur l'influence d'une nourriture animale sont quelquefois plus spécieuses que réelles; mais quand les faits pathologiques parlent, on ne peut plus méconnaître cette influence. En général, tous les enfans qui mangent beaucoup de viande sont doués d'un luxe de santé voisin d'un état maladif, et beaucoup sont sujets à certaines maladies, notamment à celles de la peau et aux engorgemens glanduleux. Ceux dont les parens exercent des professions qui ont pour objet l'exploitation des viandes, offrent de nombreux exemples en faveur de cette assertion. A Paris, surtout, on est à même d'observer que les enfans des individus employés aux abattoirs, tels que les abatteurs, les tripiers et les fondeurs, ont un embonpoint qui est presque de l'obésité; la plupart ont la peau rouge et rude, avec des éruptions fugaces ou permanentes souvent très-opiniâtres. Il est vrai que chez les charcutiers et les bouchers les exemples sont moins nombreux, parce qu'étant dans l'aisance leur régime se compose de mets plus variés, et que la fortune ne leur impose point comme aux premiers l'usage presque exclusif de la viande.

Une nourriture purement animale ne convient donc point aux enfans, et d'autant moins encore qu'ils se rapprochent davantage de la naissance. Ce n'est que peu à peu et graduellement qu'on doit les accoutumer au régime des adultes. Car ce ne serait point impunément qu'on nourrirait de viande un enfant qui quitterait la mamelle; bientôt l'on verrait se manifester chez lui ces maladies qui reconnaissent pour cause une nourriture trop substantielle, des irritations gastriques et intestinales, des inflammations cérébrales, des toux muqueuses suffocantes et opiniâtres. L'enfant n'a véritablement besoin d'une nourriture substantielle que lorsque tous les systèmes de la locomotion sont continuellement en exercice, lorsqu'il marche, court et lutte. C'est alors que la nutrition a besoin de pourvoir d'une part à la croissance, et de l'autre à la réparation des forces.

Aucune classe d'êtres ne fournit plus d'espèces dont l'homme puisse se nourrir, que celle des poissons. Sous le rapport de leurs qualités substantielles, ils tiennent le milieu entre les végétaux et les animaux à sang rouge et chaud. Cette famille nombreuse est comme le centre où aboutissent tous les rayons de la sphère qui compose la nature vivante (1). Les espèces qui vivent et se multiplient dans l'eau douce sont moins nombreuses et moins nourrissantes que celles qui habitent l'océan. Dans les fleuves, les étangs et les lacs de l'Europe, le genre cyprin, *cyprinus*, qui comprend la carpe, *c. carpio*, le barbeau, *c. barbus*, la tanche, *c. tinca*, la brème, *c. brama*, l'ablette, *c. albula* (2), le goujon, *c. gobio*, le gardon, *c. rutilus*, le vairon, *c. phoxinus*, etc., est le plus abondant. Le brochet, *esox lucius*, la perche, *perca fluvialis*, l'anguille, *muræna anquilla*, la lote, *gadus lota*, la lamproie, *petromyzon fluvialis*, la truite saumonée, *salmo trutta*, la truite de rivière, *salmo furio*, et le saumon, *salmo salar*, sont presque les seules espèces qu'on rencontre dans les eaux fluviales. Comparativement aux espèces de poissons de mer, quelle

---

(1) Lacépède, *Hist. nat. des Poissons*, t. I.

(2) C'est avec les écailles de ce joli petit poisson qu'on fabrique les perles artificielles.

différence en faveur de ceux-ci ! Sans même quitter les côtes de France, nous trouvons dans le genre gade, *gadus*, le merlan, *gadus merlangus*, le merlus, *gad. merlucius* (1), etc. ; dans le genre pleuronecte, se trouvent le grand turbot, *pleuronectes maximus*, la sole, *pleur. sosca*, la plie, *pleur. platessa*, la limande, *pleur. limanda*, le carrelet, *pleur. rhombus*, etc. Dans le genre clupée, si abondant, nous avons le hareng, *clupeus harengus*, la sardine, *clup. sprattus*, l'alose, *clup. alosa*, etc. Le genre des raies, si abondant en espèces; le genre mulet, qui renferme les espèces par excellence, où se trouvent le rouget (2), le surmulet et le barbarin ; enfin le congre, (*conger*), le thon, *scomber thynnus*, l'éperlan, *salmo eperlanus*, et beaucoup d'autres poissons encore, sont recherchés des gourmets, sont des alimens délicats et sains.

La chair de poisson est d'une digestion facile. Le poisson frais est une nourriture saine et préférable au poisson salé; outre l'odeur repoussante qu'il contracte dans le sel, il y prend un goût désagréable, que l'habitude seule rend supportable.

---

(1) Dans ce genre se trouvent aussi toutes les morues, dont la consommation est si grande aujourd'hui en Europe.

(2) Il ne faut pas confondre le rouget véritable avec ce poisson rouge hérissé de piquans, à grosse tête carrée, qui se vend dans les rues de Paris pour le rouget; c'est vulgairement le grondin, le rouget des dupes.

Aussi, tous les enfans d'abord n'aiment point le poisson salé, les harengs, les sardines et la morue. Pour les habitans des contrées littorales, le poisson est presque d'un usage journalier. Ce qui est digne de remarque, c'est que tous les peuples pêcheurs sont forts et vigoureux. Platon, cependant, regardait le poisson comme une nourriture essentiellement mauvaise. Montesquieu, au contraire, prétend que la chair de poisson est salutaire, et lui attribue la vertu prolifique dont jouissent certains peuples. Il est vrai que les habitans des côtes sont très-portés à l'acte de la reproduction, et que les enfans y sont beaucoup plus précoces qu'ailleurs. Toujours est-il que le poisson a des vertus aprhodisiaques, qu'on ne peut lui refuser, quand on sait que la chair de ces animaux contient plus qu'aucune autre de ce principe éminemment excitant, que les chimistes appellent phosphore.

L'homme a trouvé aussi quelques alimens dans les molusques et les crustacés : la sèche, *sepia officinalis*, est alimentaire, d'un goût agréable, quoique Hippocrate et Galien, qui sans doute n'en avaient pas mangé, aient prétendu le contraire. Parmi les testacés univalves alimentaires, on ne trouve guère que le colimaçon, *helix pomatia*, quelques strombes des rochers, durs et coriaces. Dans les testacés bivalves, on trouve l'huître, *ostea edulis*, le plus recherché de tous; les moules, *mytilus edulis*, aliment dangereux souvent; et les pétoncles, *pectunculi*, d'un goût agréable. On trouve parmi les crustacés, la crevette, *palæmon locusta*, mets délicat, l'écrevisse de rivière, *astacus fluvialis*, très-estimée ; le homard, *astacus gammarus*, et le crabe, *cancer mœnas*, durs et coriaces, ces crustacés sont peu recherchés.

Enfin, il n'est point jusqu'à des insectes que l'homme n'ait été tenté de manger. Les Athéniens mangeaient des cigales, *testigonia plebeia*: Les Syriens, les Arabes et les Égyptiens ne dédaignaient point les sauterelles et les criquets. Les Indiens et même les habitans des Antilles mangent encore le ver palmiste, la larve du charançon des datiers. Mais laissons toutes ces espèces dégoûtantes, dont les animaux même les plus immondes dédaigneraient de faire leur pâture.

A l'égard de cette partie de l'hygiène qui a pour objet le choix des alimens, on ne peut qu'indiquer d'une manière générale les inconvéniens ou les avantages de telle ou telle nourriture. Il est physiquement impossible de donner des préceptes, sans proposer en même temps des réformes pour les usages que les temps et l'habitude ont consacrés. Chaque localité et même chaque famille a ses traditions qui sont des lois irréfragables pour l'ignorance. Il faudrait donc selon les circonstances des règles particulières ; mais quel code volumineux ne composeraient-elles pas ? Véritablement l'éducation physique de l'homme ne saurait faire l'objet d'une science fixe, dès-lors qu'elle est soumise aux variations des choses naturelles et aux vicissitudes humaines.

La quantité de nourriture que prennent les enfans n'est pas toujours relative à l'âge ni à la force des individus, même dans l'état de santé. Des enfans plus jeunes, maigres et fluets, consomment davantage que d'autres plus avancés en âge et mieux constitués. Mais toujours la quantité de nourriture sera dans la proportion inverse de ses qualités nutritives.

Les enfans qui n'ont que du laitage, des fruits ou des plantes potagères, ont besoin et mangent plus souvent que ceux qu'on nourrit de viandes ou d'autres mets très-substantiels. N'ayant qu'un régime frugal, on est étonné de la quantité d'alimens que consomment les enfans des campagnes. J'ai voulu savoir ce qu'un individu de deux ans et demi, bien portant, pouvait manger dans un jour, en ne lui donnant que les mêmes alimens dont il se nourrissait habituellement ; voici cette quantité : 1° un litre de bon lait de vache, avec la quantité nécessaire de farine de froment pour le convertir en bouillie, le tout en poids, deux livres un quart ; 2° huit onces de pain de ménage de froment ; 3° dix onces de pommes de terre bouillies ; 4° trois pommes crues, pesant sept onces : total trois livres trois onces. Un adulte en aurait tout autant qu'il lui en faudrait pour vivre. A Paris, un enfant du même âge, bien portant et de bon appétit, a mangé 1° une panade de cinq onces ;

2° pain et café au lait, trois onces; 3° soupe, viande et fruits, six onces; 4° tartine de confiture, deux onces: en tout vingt-quatre onces. Ces expériences que j'ai faites plusieurs fois m'ont convaincu que, de part et d'autre, la plupart des enfans de cet âge consommaient plus que moins : mais on voit que les enfans des campagnes consomment davantage que ceux des grandes villes. La raison de cette différence n'est point seulement dans la nature des alimens, car si l'on change les individus de régime, les premiers resteront toujours les plus grands mangeurs, l'habitude étant devenue chez eux un véritable besoin. Dans la manière d'être tout contribue sans doute à diminuer l'appétit des citadins, mais rien n'influe davantage sur l'appétit que l'usage des sucreries. Cette habitude vicieuse de donner aux enfans beaucoup de préparations sucrées atténue singulièrement leur appétit, sans lequel la santé n'est jamais parfaite, et l'accroissement toujours retardé. Tout ce qui émousse le sentiment de la faim pendant le temps de l'accroissement devient intempestif. Dès-lors que l'estomac agit moins, toutes les autres fonctions se ralentissent.

Une nourriture peu substantielle peut être donnée en plus grande quantité à l'enfant, qu'une nourriture animale et très-succulente. Quand les alimens ne sont point réfractaires à l'estomac, la digestion est d'autant plus prompte qu'ils sont moins nourrissans. Un repas copieux et végétal n'empêchera point la faim de se faire sentir quelque temps après, tandis que l'on peut attendre douze heures si l'on a mangé copieusement de la viande. L'appétit des enfans demande toujours à être satisfait, bien cependant qu'il ne naisse pas toujours d'un besoin pressant (1); mais il est nécessaire que pendant les premières années de la vie l'estomac soit dans une activité permanente : et l'on ne peut remplir ce double objet qu'en donnant à l'enfant une nourriture peu substantielle.

La grande activité de l'estomac pendant les premières années de la vie empêche d'astreindre les enfans à un ordre de régime touchant le nombre et l'heure des repas. Tout système de régularité ne convient qu'aux enfans qui déjà sont suscep-

---

(1) La diète sévère à laquelle on astreint les enfans dans les maladies m'a paru souvent dangereuse; aussi ai-je maintenant pour principe, et j'ai lieu de m'en féliciter, de permettre aux enfans quelque nourriture légère quand ils manifestent ce vif désir de manger. Ici c'est la nature qui demande, et non l'expression d'un caprice. Il arrive assez ordinairement que ce besoin est satisfait aussitôt que l'enfant en est à même. On a donc déjà fait beaucoup, de prévenir l'irrascibilité inséparable de la plus légère contrariété. Dans tous les cas cet appétit est toujours borné; il faut trop peu pour le satisfaire, pour en appréhender quelque résultat fâcheux. En admettant même que l'estomac fût essentiellement malade, une gastrite par exemple, les alimens, sous certaines formes, ne peuvent-ils pas agir à la manière des topiques?

tibles d'apprécier les observations de l'autorité paternelle. C'est alors aussi qu'il faut commencer à accoutumer les enfans à la sobriété, à la tempérance et à devenir polyphages. On doit toujours blâmer les parens qui, loin de réprimer les habitudes vicieuses que contractent les enfans par des préférences capricieuses pour certains alimens, les favorisent au contraire par des condescendances puériles et toujours mal entendues. Il faut surtout empêcher de fortifier ces goûts pour la gloutonnerie et la gourmandise auxquels tous sont naturellement enclins. Aucune habitude n'a de conséquences plus réelles : les enfans gourmands et gloutons deviennent lourds et pesans, aussi-bien au physique qu'au moral (1).

§ III.

DES BOISSONS.

L'homme par sa nature et par habitude boit beaucoup plus que les autres animaux. Les enfans qui commencent à prendre des alimens solides, ont souvent besoin de boire. L'eau n'est pas seulement le liquide qu'ils préfèrent, mais c'est la boisson la plus naturelle et la meilleure en même temps. Ce liquide est généralement répandu sur la surface du globe; tantôt rassemblé en masse il forme les lacs, tantôt il coule en nappe sous le nom

---

(1) Sénèque, *de Irâ*, l. III, c. 2.

de fleuve, de rivière, ou bien il transsude à la surface de la terre pour former les fontaines. Les qualités physiques de l'eau à l'état naturel sont presque toujours les mêmes; mais il n'en est point ainsi des qualités chimiques, qui varient selon les milieux qu'elle traverse et les surfaces qu'elle parcourt ou sur lesquelles elle séjourne.

Considérées comme boisson, les eaux des fleuves et des rivières, sans cesse battues et agitées, sont les plus saines et les plus digestibles. Celles des lacs, des étangs, des mares, des puits et des citernes, qui restent stagnantes, ont toujours un goût désagréable, parce qu'elles contiennent plus ou moins de *detritus* de matières organisées. Les eaux des fontaines ou celles qui jaillissent des fissures des rochers, ou qui sourdent à travers des lits de sable, sont les plus agréables, sans être toujours les meilleures néanmoins.

En raison de son usage journalier, l'eau a la plus grande influence sur l'état habituel des individus. Où les eaux sont bonnes les habitans s'y portent bien, où elles sont mauvaises il y a beaucoup plus de maladies qu'ailleurs. Dans l'hygiène publique aucun objet ne mérite davantage de fixer l'attention de l'administrateur, et dans l'hygiène privée celle du médecin. Mais malheureusement on ne s'est jamais beaucoup occupé de cette chose importante, même en France, où nous voyons encore des contrées très-peuplées privées d'eaux potables. Si dans les grandes villes, où la po-

pulation toujours croissante a fait sentir l'urgence
d'y conduire des eaux, l'administration n'a pas
toujours été heureuse dans le choix qu'elle a fait,
Paris en offre un exemple. Les eaux qui alimentent
les fontaines de cette vaste cité sont en grande partie
les plus mauvaises de la banlieue (1). Celles du canal de l'Ourcq, du pré Saint-Gervais, de Belleville, de Ménilmontant et d'Arcueil y sont pour
les 0,95 environ, tandis que celles de la Seine,
fournies par les pompes à feu de Chaillot et du pont
de Notre-Dame, n'y entrent guère que pour 0,05,
encore sont-elles prises en grande partie au-dessous de Paris, lorsque tous les égouts ont déversé
dans la rivière les ordures des rues, la pourriture
des hôpitaux, le lavage des blanchisseuses et le ré-
sidu des abattoirs. A l'égard de cette partie de l'hygiène publique on ne pouvait adopter un plus mauvais système, lorsqu'il était si facile d'en établir un

___

(1) Voici les principaux résultats des expériences qui ont
été faites par une commission de savans nommés, en 1816,
pour procéder à l'analyse des eaux de Paris; ces résultats
sont : que l'eau du canal de l'Ourcq est la plus pure après
celle de la Seine ; que l'eau du pré St-Gervais est sept fois
plus impure que l'eau de la Seine, et quatre fois plus que
celle de l'Ourcq ; que les eaux de Ménilmontant sont sept
et neuf fois plus impures que celle du canal de l'Ourcq. En
dernière analyse, les eaux de la Seine sont meilleures que les
eaux de l'Ourcq ; les eaux de l'Ourcq sont meilleures que
celles d'Arcueil, du Pré St-Gervais, de Belleville et de Mé-

plus avantageux et meilleur dans toutes ses conséquences.

L'eau se prend comme boisson depuis la température de la glace fondante jusqu'à celle de 30
à 32 degrés du thermomètre centigrade. L'eau froide
est tonique et propre à donner de l'énergie à l'estomac, pourvu que le corps ne soit point en sueur;
tandis que l'eau chaude simple agit comme séda-
tif, affaiblit les forces digestives, et conséquemment amollit et énerve le corps. C'est presque toujours une précaution, sinon blâmable, au moins
inutile, que de faire chauffer les boissons qu'on
donne aux enfans. Par ses propriétés dissolvantes
l'eau sert de véhicule à un grand nombre de substances ou de principes avec lesquels on compose
diverses boissons, telles sont la bière, l'hydromel,
les limonades, les tisanes et les infusions.

Avec les graines céréales germées, qui en cet
état développent du sucre et passent à la fermentation vineuse, on prépare les bières. La bière ordinaire s'obtient avec l'orge, auquel on joint quelques substances amères, le houblon, *humulus
lupulus*, le buis, *buxus sempervirens*, ou l'absinthe,
artemisia absinthium, etc. Quand le principe amer
n'est pas abondant au point d'empêcher la fermentation vineuse, cette boisson est saine, nourris-
sante et rafraîchissante.

Dans les contrées et les climats qui ne sont point
favorables à la culture de la vigne, et surtout dans
les pays où l'eau est mauvaise, la bière peut être

d'une grande ressource. On a peine à concevoir qu'un auteur justement célèbre (1) se soit élevé contre cette boisson, en prétendant que ceux qui en faisaient usage devenaient imbéciles, et étaient sujets aux calculs. Cette opinion est tout-à-fait sans fondement, puisque au contraire il est reconnu que ceux qui boivent beaucoup de bière offrent bien moins d'exemples d'affections calculeuses que les autres. Pourquoi l'usage de la bière déterminerait-il plutôt des affections calculeuses chez les enfans que chez les adultes? Les premiers ont offert de ces cas pathologiques même à la naissance, et d'autres sans avoir jamais quitté le sein de la nourrice, ainsi que l'a observé Schenchius. Il est donc plus raisonnable d'admettre, avec Gambius (2), que les maladies calculeuses tiennent davantage à une disposition du corps qu'à l'usage de certaines boissons.

Le miel dissous dans l'eau passe à la fermentation vineuse et forme une liqueur qu'on nomme hydromel. Cette boisson, aussi saine qu'agréable, est cependant fort peu en usage. Je n'en parle ici que pour indiquer les avantages que pourraient en retirer les familles pauvres qui habitent les contrées disgraciées de la nature. Pour les enfans, qui en général aiment les boissons douces et sucrées,

---

(1) Camper, OEuv., t. III, p. 267.

(2) *Inst. pathol.*, § 577.

l'hydromel qui n'a point encore fermenté est une boisson très-salutaire, surtout pendant les fortes chaleurs, à l'époque de la canicule.

On peut composer d'une infinité de manières des boissons saines, telles que des limonades et des tisanes; les premières, en étendant le jus de quelques fruits doux ou acides dans l'eau. Les fruits qu'on emploie le plus souvent à cet usage dans nos climats, sont les citrons, les oranges, les groseilles, les cerises, l'épine-vinette, *berberis vulgaris*. Les décoctions d'orge, de chiendent, de réglisse, de capillaire peuvent devenir des boissons très-salutaires dans quelques occasions. Combien de ressources inconnues qui seraient du plus grand avantage dans l'économie domestique et l'hygiène privée, si quelques esprits éclairés voulaient se donner la peine de les montrer à la multitude ignorante.

Bien souvent, au mépris des productions utiles et salutaires qui sont à notre disposition, nous préférons celles qui viennent de loin, qui non-seulement sont inutiles souvent, mais même quelquefois nuisibles. La consommation du thé et du café n'est plus réservée maintenant à quelques classes de la société, ni aux individus d'un certain âge, mais leur usage est presque général dans les grandes villes. Les infusions de thé, notamment celles du thé vert, *thea viridis*, qui nous vient de la Chine, sont éminemment stimulantes: sous tous les rapports cette boisson n'est pas sans inconvéniens pour les enfans. Avec l'herbe du Paragay, *psorasca glandulosa*, le thé indigène, qui se compose d'une foule de simples, parmi lesquels le *veronica officinalis*, le *chamædrys* se trouvent en grande quantité, on fait encore des infusions théiformes ; mais ces boissons sont tout-à-fait innocentes, et si de leur usage il résultait quelques maux, ce ne serait que de leur température.

Le café, ou le fruit du *cofea arabica*, développe par la torréfaction un principe amer empyreumatique qui rend son infusion très-stimulante ; l'excitation que cette boisson porte sur tout le système nerveux éloigne le sommeil et accélère le cours du sang. D'après ces effets, il est facile de concevoir combien le café peut être nuisible aux enfans, dont la fibre délicate est facilement irritable. Les enfans qui prennent habituellement du café sont d'une grande mobilité ; chez eux tous les actes de la vie semblent se succéder plus rapidement : aussi sont-ils plus sujets aux congestions sanguines vers l'encéphale et aux convulsions.

Boissons alcooliques. — Dans cet ordre sont compris le vin proprement dit, et les boissons qui proviennent des liquides qui sont susceptibles de passer à la fermentation vineuse.

Il n'est aucune boisson pour laquelle on soit plus porté que pour le vin, fait avec le jus de raisin, fruit du *vitis vinifera*. Les qualités de cette liqueur varient selon les climats, les espèces de raisins et la nature du sol ; de là on les distingue en vins alcooliques, liquoreux et acidules. De nos jours, le vin et les liqueurs qui en proviennent sont les boissons les plus usitées, en France surtout, où la vigne est plus cultivée que dans toute autre partie de l'Europe. Singulières mutations qu'opèrent dans le monde physique et moral les événemens politiques ! Les Perses, qui ont appris aux Romains à cultiver la vigne, ne boivent plus de vin depuis qu'ils vivent sous la loi de Mahomet. Les Gaulois, qui de tous les peuples de l'Occident ont été les derniers à connaître le vin, sont les plus habiles à cultiver la vigne, et les plus portés à cette boisson.

Tour à tour le vin a été condamné par les philosophes trop sévères en principes de morale, ou chanté par les poètes trop zélés pour le culte de Bacchus. Platon ne voulait point que l'homme goûtât au vin avant l'âge de dix-huit ans. Le fondateur de l'islamisme en a entièrement interdit l'usage. Il est tout-à-fait vraisemblable que ces législateurs l'ont défendu plutôt d'après des considérations morales qu'hygiéniques. Car, si l'on comparait les individus qui font habituellement usage du vin avec ceux qui s'en abstiennent, les différences que l'on pourrait trouver seraient sans doute beaucoup plus sensibles au moral qu'au physique.

Toujours est-il que le vin pris avec modération

n'est nullement préjudiciable à la santé, pas plus que son usage ne tourne au détriment de l'humanité. Comment en effet concevoir que le vin puisse être malfaisant, à moins qu'il ne soit pris avec excès, puisque dans son état naturel cette liqueur ne contient aucun principe essentiellement nuisible? Les vins acidules, tels que ceux du Rhin, de la Moselle, de la Suisse, de l'Autriche, et ceux des contrées de la France dont le sol est sablonneux et humide, et le vin de treilles, sont diurétiques, apéritifs et rafraîchissans. Les vins durs, secs et fortement colorés, tels que ceux de Portugal, de Bordeaux, du Roussillon, de l'Ermitage, etc., sont toniques, cordiaux, et ne conviennent qu'aux estomacs affaiblis. Ceux qui abondent en matière sucrée dont une partie a passé à l'état spiritueux, comme les vins d'Angoumois, de Saintonge, sont restaurans, échauffans, et conviennent fort peu aux enfans. Enfin, beaucoup d'autres vins, tels que ceux de Tokay, de Malvoisie, sont trop liquoreux pour servir de boisson habituelle.

Presque tous les enfans aiment le vin, et cette boisson peut être très-salutaire à ceux qui sont d'une constitution débile, et qui ont souffert pendant l'allaitement; surtout quand ils sont nés dans des régions froides et humides où l'eau est de mauvaise qualité.

Il serait à souhaiter qu'on encourageât partout la culture de la vigne, non pas à rase-terre, ce qui serait physiquement impossible dans beaucoup de contrées, mais en treilles, dont le rapport est toujours plus abondant et plus certain. L'usage du vin préviendrait souvent ces fièvres intermittentes meurtrières qui règnent, particulièrement chez les enfans, pendant la saison de la canicule, dans les localités marécageuses. Les enfans ayant souvent besoin de boire, consomment proportionnément plus de boisson que les adultes; d'après quoi, il est facile d'expliquer pourquoi durant les fortes chaleurs ils sont plus sujets aux diarrhées colliquatives et aux dyssenteries, quand ils n'ont que de mauvaise eau pour boisson.

Nulle part le vin de bonne qualité ne serait plus nécessaire qu'à Paris. De quel avantage il deviendrait pour ces créatures de la misère, qui sont condamnées à vivre dans les quartiers retirés, dans ces cloaques infects et obscurs; mais comment peut-on espérer que les classes malheureuses puissent avoir part à cet avantage, quand les droits énormes du fisc sur cet objet de première nécessité, autorisent tous les moyens frauduleux de la part des marchands qui détaillent? Malgré la vigilance des agens de l'autorité, on ne pourra jamais empêcher la sophistication des vins, ni leur fabrication factice. Beaucoup de maladies, comme j'ai eu lieu de m'en convaincre, sont dues à l'usage de ces mélanges viniformes dont s'enivre la classe malheureuse. D'après ces réflexions, on peut pressentir combien le vin qu'on donne aux enfans du peuple peut leur être nuisible. De quelque qualité qu'il soit, le vin étendu d'eau convient toujours mieux que le vin pur; celui-ci donné en certaine quantité, jette les enfans dans un état d'ivresse qui n'est pas toujours sans danger.

Toutes les boissons alcooliques distillées, telles que l'eau-de-vie de vin, de grain, de sucre (rum), l'esprit de cerises (kirschen-wasser), etc., sont essentiellement nuisibles aux jeunes sujets. Nous ne voyons même pas qu'en aucune circonstance ces liqueurs puissent être salutaires aux enfans : au moral, elles produisent une sorte d'ivresse stupide; au physique leur influence n'est pas moins évidente. Tous les individus auxquels on fait prendre de bonne heure des boissons spiritueuses restent nains et rabougris.

On met au rang des boissons vineuses le cidre et le poiré, jus des pommes et des poires fermentées. Ces boissons, dont l'usage ne s'étend guère au-delà de quelques départemens du nord de la France, sont très-enivrantes; elles contiennent beaucoup d'acide malique et un principe acerbe qui cause des coliques et des flatuosités à ceux qui n'y sont point accoutumés. C'est avec le poiré que l'on compose à Paris beaucoup de vin factice; cette espèce de boisson vineuse, loin d'étancher la soif, a la singulière propriété de la rendre inextinguible, et de provoquer une espèce d'ivresse qui serait mieux nommée un *coma vigil*, auquel succèdent bientôt des vomissemens, des coliques et des déjections abondantes, et souvent des inflammations d'entrailles mortelles. Le cidre de bonne qualité est sous tous les rapports préférable au poiré, et tant qu'il n'a point passé à la fermentation acide, il peut être, en l'étendant d'eau, une boisson saine pour les enfans.

FIN DE LA PREMIÈRE PARTIE.

ÉDUCATION

SANITAIRE

DES ENFANS.

DEUXIÈME PARTIE.

ARTICLE PREMIER.

Du Maillot et des autres Vêtemens.

§ I.

L'ORIGINE du maillot se perd dans la nuit des temps. Tout porte à croire que les anciens avaient, comme nous, coutume d'empaqueter les nouveau-nés. Il serait difficile de savoir dans quel but cette mode fut adoptée dès le principe : avait-elle pour objet, en tenant les membres dans une extension permanente et le corps ainsi comprimé, de préve-nir les déformations, et de favoriser la croissance

tout à l'avantage de la stature? Il paraîtrait cependant qu'au temps de Lycurgue le maillot n'é-
tait point la manière de vêtir les nouveau-nés,
pas plus encore que chez les Orientaux et les peuples du midi. Si cet usage s'est perpétué parmi les
générations successives, comme il est général en
France et en Allemagne, on doit en inférer que les
Gaulois et les Germains liaient leurs enfans comme
nous le faisons encore. Dans cette hypothèse, on
voit que l'emmaillottement était presque indispensable chez ces nations barbares, afin de protéger les
enfans contre une rigoureuse froidure, pour ainsi
dire permanente dans ces régions couvertes alors
d'immenses forêts. Les mœurs de ces peuples jus-
tifiaient encore l'adoption de cette mode ; car ne
vivant que par la chasse et la guerre, et par cela
même exposés à de fréquens déplacemens, il leur
était beaucoup plus facile de transporter ainsi leurs
enfans.

Ce que la température et les mœurs ne rendent
point nécessaire, s'est cependant conservé chez les
nations policées, qui jouissent de toutes les commodités de la vie. Quoi! les modes dans les vêtemens changent dix fois dans un siècle, sans
être jamais ni meilleures, ni plus élégantes, ni
plus avantageuses, pourquoi celle des nouveau-nés
est-elle toujours restée la même ? Pauvres enfans!
s'ils pouvaient exprimer par la parole la gêne
qu'ils éprouvent, combien ils nous traiteraient de
barbares et de cruels !

Personne n'ignore que l'appareil du maillot se compose de plusieurs langes, dans lesquels on étend et serre fortement l'enfant depuis les épaules jusqu'aux pieds. Dans quelques provinces, l'usage se conserve encore de mettre les bras sous ces enveloppes, et de maintenir le tout au moyen de tours de bande. Lié de cette manière, l'enfant est une véritable momie vivante. Ainsi, malheureux dès sa naissance, il est entouré, comprimé et étouffé dans des liens, au lieu de laisser développer en liberté ses faibles et débiles membres.

La position naturelle du nouveau-né n'est point d'être ainsi étendu; bien loin de là, si on l'abandonne à lui-même, tous ses membres se fléchissent sur le tronc, il faut même faire quelques efforts pour les étendre et les maintenir ainsi. Chez l'homme, pendant le sommeil, tous les membres et même le tronc sont dans un état de demi-flexion qui est la position la moins gênante; tandis que leur rectitude parfaite, qui met presque tous les muscles dans une contraction permanente, devient bientôt pénible et un véritable supplice quand elle est prolongée, et qu'elle n'est point l'effet d'un acte naturel ou volontaire.

Non seulement le maillot est gênant, mais il nous torture et nous déforme. Irrité par la douleur, l'enfant se débat avec violence et inutilement. Qu'on juge combien les cris prolongés, la contraction continuelle des muscles et leur tension excessive doivent provoquer d'accidens. Ignore-t-on que

la plupart des hernies réputées congéniales, reconnaissent pour cause le maillot? Tout contribue,
dans cet appareil, à rétrécir la capacité abdominale : la compression circulaire du ventre, l'extension des membres inférieurs du tronc, la position
horizontale dans laquelle on met l'enfant. Dès-
lors il est facile de concevoir que les organes abdominaux étant refoulés d'une part vers le bassin,
tendent à faire hernie ; et de l'autre vers la poitrine, empêchent le diaphragme de s'abaisser : et
conséquemment les poumons ne pouvant se dis-
tendre librement, la respiration est gênée, et la
circulation embarrassée.

On ne doit donc point se lasser de répéter avec
les philosophes modernes que cette compression
des enfans dans les langes est toujours inutile et
souvent funeste. Quoique les médecins se soient
prononcés très-fortement contre l'usage du maillot, après en avoir signalé tous les dangers, ils
n'ont pu cependant triompher de cette coupable
routine. Mais en toute chose, que peuvent de simples avis sur la multitude ignorante? Pour opérer
une réforme salutaire et générale, on ne peut rien
espérer que de l'intervention des gouvernemens,
sans laquelle toutes les coutumes vicieuses des peuples se perpétuent indéfiniment.

Comme en rien il n'est guère possible d'opérer
un changement subit, on peut du moins apporter
dans la manière d'appliquer le maillot quelques
modifications qui, sans lui ôter tout ce qu'il a de

défectueux, peuvent le rendre moins gênant et moins pernicieux en même temps. Voilà comment cet appareil doit être appliqué. On passe à l'enfant une petite camisolle ou brassière à manches longues et larges, garnie en dedans d'une chemise ; l'une et l'autre pièce sont fendues par derrière, s'attachent avec des rubans de fil ou des épingles fixées avec précaution. Ce vêtement sert à maintenir les autres pièces qui composent le maillot. On passe ensuite sous les reins de l'enfant ce qu'on appelle couche, morceau de linge carré et sans ourlet ; on ramène sur la poitrine, en devant, les deux angles supérieurs et on les fixe à la brassière ; on prend ensuite les deux angles inférieurs, qu'on passe entre les cuisses, en les ramenant sur la poitrine pour les fixer derrière à la brassière, de manière que cette première pièce forme une espèce de culotte sans cuisses, qui puisse retenir les excrémens. Garni de cette manière, l'enfant se salit moins, et ses cuisses ainsi séparées ne s'échauffent ni ne s'excorient. Une seconde couche ou lange est fixée d'abord de la même manière que la précédente ; on la passe ensuite sous la plante des pieds, et l'on ramène le bout inférieur sur la poitrine, formant ainsi une sorte de sac où sont logés les membres inférieurs et la partie correspondante du tronc. Enfin, une ou plusieurs couvertures, arrangées de la même manière, complètent ce maillot ; ayant toujours la précaution de ne point serrer la poitrine ni le ventre de l'enfant, et de laisser beau-

14

coup d'ampleur vers les pieds. Dans cet appareil simple et facile à appliquer, l'enfant peut respirer, et mouvoir librement ses jambes. Ce maillot est, je le pense, beaucoup plus avantageux que celui qu'on applique ordinairement, puisque les principales indications à remplir n'y sont point négligées.

Par économie, ou pour plus de commodité, les parens ou les nourrices laissent pendant six mois ou plus les enfans au maillot. Nous observerons que ce n'est que pendant les saisons froides qu'on peut prolonger l'usage de cet appareil, mais que hors de là il est toujours gênant, tout-à-fait inutile et même nuisible.

L'enfant au maillot demande a être changé et nettoyé souvent. Malheureusement les nourrices étrangères ne sont pas toujours assez zélées à donner ces soins en temps et lieu, et la plupart se bornent à prendre cette peine deux ou trois fois le jour ; tandis qu'il serait nécessaire d'y pourvoir toutes les fois qu'on donne le sein, afin de ne point laisser croupir l'enfant dans une malpropreté qui lui est insupportable. Ce soin doit toujours être donné non point après le repas de l'enfant, comme le font toutes les nourrices, mais avant, afin que le refroidissement et les secousses qu'il ne peut éviter ne troublent point la digestion. Les langes doivent toujours être bien secs, et sinon lessivés, au moins bien lavés ; et ne s'en servir qu'après les avoir laissés long-temps à l'air pour qu'ils perdent toute mauvaise odeur, qu'ils conservent malgré une immersion prolongée.

§ II.

Les vêtemens qu'on substitue au maillot varient dans leurs formes selon les pays et les localités, sans être cependant toujours conformes au but de la nature. C'est alors que la coutume cède au caprice, et que l'enfant est vêtu selon nos goûts. Tantôt c'est une robe à corsage étroit, qui ferme par derrière à l'aide de coulisses ou d'un lacet ; tantôt c'est une espèce de jaquette qui fronce autour du cou. Quoique ce dernier vêtement soit, sous tous les rapports, plus avantageux que les robes à corsage, celles-ci seront néanmoins toujours préférées, parce qu'elles sont plus élégantes, et qu'elles donnent aux enfans un air plus dégagé.

Mais est-il bien raisonnable de n'avoir point égard aux considérations les plus importantes, pour ne s'attacher qu'à des formes de goût. Il faut aux enfans un vêtement large et facile, et ne point les comprimer ni les sangler comme on le voit encore dans quelques provinces, où, jusqu'à l'âge de six à sept ans, on les tient dans des robes à corsets étroits et souvent garnis de baleines.

Quelle que soit la forme des robes, il importe beaucoup qu'elles soient faites de manière à garantir du froid le haut de la poitrine et les bras. Sans cette précaution l'on exposerait les enfans à des rhumes et

à des toux fréquentes, qui pourraient devenir convulsives et dégénérer en véritables coqueluches.

La différence de sexe ne nécessite point pendant
les trois premières années une différence dans la
forme des vètemens. Vers cette époque on habille
les petits garçons d'une manière plus conforme aux
penchans qui déjà commencent à les distinguer
des petites filles. La culotte ou le pantalon et la
veste à manches viennent remplacer la robe ou
la jaquette. Au bon vieux temps ces changemens
s'effectuaient à un âge plus avancé ; et même cette
méthode se conserve encore dans quelques campagnes, chez certaines familles qui de temps im-
mémorial, de père en fils, n'ont jamais franchi les
limites de leur manoir. Aussi il n'est point rare
de voir dans nos provinces de grands drôles de sept
à huit ans porter encore la jaquette, ce qui est
plus ridicule que défectueux. Pour ce changement,
il importe encore moins d'avoir égard à l'âge des
individus qu'à leur développement. Du reste, les
circonstances et le goût des parens en décident le
plus souvent.

Selon les historiens, les Égyptiens et les Grecs
ne connaissaient point la culotte. Les Romains n'ont
adopté ce vêtement qu'à l'imitation des Germains
et des Gaulois. Au rapport de Tacite, après une
expédition contre ces nations barbares, Aliénus
Cœcina, général romain, osa entrer à Rome en
culotte, *braccas gestare non erubuit Romam in-
gressus*. Malgré l'autorité du sénat qui proscrivit

ce vêtement, les Romains finirent par l'adopter. La forme des culottes a sans doute varié souvent, ainsi que l'indiquent les mots *brayes*, *haut-de-chausses*, *culotte*, mot mal sonnant, dit Ménage, *pantalon*, etc. Dans quelques départemens de la France, on trouve encore des *brayes* et des *haut-de-chausses*. Les pantalons montans et à bretelles sont généralement adoptés dans toute l'Europe maintenant.

Il s'est trouvé quelques auteurs modernes (1) qui ont déclamé contre l'usage des culottes, en soutenant qu'elles empêchaient le développement des parties génitales ; et qu'en outre, par la compression qu'elles exerçaient sur toute la circonférence de l'abdomen, elles étaient une source de hernies. Ces assertions ne portent nullement le caractère de l'évidence (2). Si ce vêtement enfin a quelque inconvénient par sa forme actuelle, ce n'est point pour l'enfance. Les autres vêtemens du tronc, connus sous les noms de gilet, de veste, habit, etc., n'ont, quant à la forme, aucune influence marquée sur la manière d'être des individus ; on doit seulement avoir l'attention de leur donner assez d'ampleur pour qu'ils ne gênent point les mouvemens.

Toutes les parties du corps chez l'homme n'ont

---

(1) Faust (Bernard-Christophe), Weissenborn.

(2) Clairian, *Consid. méd. sur les Vêtemens des Hommes*; in-8°. Paris, an **XI**.

point besoin d'être également couvertes. La tête et
les membres sont bien moins sensibles au froid
que le tronc : ce qui tient moins encore à l'habitude d'avoir ces parties peu vêtues, qu'à leur
mode d'organisation. D'ailleurs, ne voyons-nous
pas que les quadrupèdes les plus fourrés et les oiseaux ont la tête, les jambes et les pieds presque
dépourvus de poils et de plumes. Cependant il
n'est pas dit pour cela qu'il vaille mieux pour
l'homme d'aller tête et pieds nus, mais on doit
en inférer que les différentes coiffures et chaussures
furent plutôt dans le principe des ornemens que
des objets de stricte nécessité.

Naissant avec fort peu de cheveux, l'enfant a
besoin d'avoir la tête couverte, moins cependant
pour retenir la chaleur que pour garantir cette
partie du contact de l'air. Il ne faut point imiter
ceux qui veulent que les enfans aient la tête très-
couverte, et qui font de cette partie un centre
de chaleur, en l'enveloppant de plusieurs bonnets
et de capuchons. Les dangers d'une semblable méthode sont trop nombreux pour qu'il me soit permis de les signaler ici. J'observerai seulement que
ces coiffures épaisses attirent une transpiration
abondante qui, ne pouvant s'échapper, se concrète, et à la longue donne lieu à ces croûtes qu'on
appelle *croûtes de lait ;* de là souvent des éruptions du cuir chevelu difficiles à guérir. Quand
l'enfant a de longs cheveux, il faut encore moins le
surcharger de coiffure, et surtout éviter de lui don-

ner ces énormes et lourds bonnets à bourrelet. Pour prévenir les coups à la tête, lorsque les enfans commencent à marcher, il est bon de les munir d'un bourrelet, mais léger, et retenu simplement par deux rubans qui se croisent sur le sommet de la tête. Aussitôt que cette précaution devient inutile, il est bon d'accoutumer les enfans à aller tête nue.

Jusqu'à un certain point toutes les coiffures sont plutôt des objets de luxe que de nécessité. Les Égyptiens, selon Hérodote, allaient tête nue; Varon dit que les jeunes Romains n'avaient que leur chevelure frisée, *minores natu capite aperto erant, capillo pexo* (1); tous les monumens anciens représentent les enfans de la même manière. Le Corége et le Titien n'ont donné aucune coiffure au fils de la Vierge. C'est donc se conformer davantage aux lois de la nature que d'avoir la tête découverte. Toujours est-il, enfin, que ceux qui dès l'âge le plus tendre n'ont point été accoutumés à toutes ces précautions indiscrètes de la sollicitude maternelle, ni à ces besoins factices que le luxe recherche, résistent mieux à toutes les injures du temps et aux influences des saisons.

C'est encore aux peuples barbares que nous devons l'usage des vêtemens appelés bas, chausses et chaussettes. Le nom de chausses est encore le seul

---

(1) Varon, *de Vitá pop. rom.*, l. 1.

qu'emploient les habitans des campagnes. Les Perses, les Troyens, les Phrygiens, les habitans de la Tauride portent, sur tous les monumens grecs, des chausses longues semblables à nos pantalons. Ovide dit que cet habillement était inconnu aux Grecs, et il reproche à ceux de Pont, qui prétendaient descendre des Grecs, d'avoir adopté les chaussures des Perses. Les Gaulois se distinguèrent depuis par le vêtement que Suétone appelle *tibialia*. Mais ce n'est que sous Charles IX que furent fabriqués les premiers bas de tricot, tels qu'on les porte aujourd'hui. Ce vêtement, aussi élégant que commode, remplaça aussitôt les chausses d'étoffe de toile et de cuir. On donne des bas aux enfans en même temps que la robe : ils sont de laine, de coton ou de fil. Le premier de ces tissus convient mieux pour l'hiver, tandis que les autres sont préférables en été.

Dans les anciens écrivains, nous ne trouvons aucun détail sur les chaussures des peuples appelés barbares par les Grecs et les Romains, c'est-à-dire de tous les peuples, eux exceptés. On sait cependant que les Égyptiens faisaient une chaussure avec le papyrus. Dans l'intéressant ouvrage du comte de Caylus (1), on trouve des dessins de figures gauloises, dont la chaussure est faite comme un chausson de cuir; ce qui prouve encore que les

---

(1) *Recueil d'Antiquités*, t. I, p. 161.

peuples de la Gaule n'étaient point sans génie pour la création d'objets que leur climat rendait nécessaires. Les légions romaines placées en station dans les Gaules finirent par adopter plusieurs modes des nations transalpines, quoique les dominateurs du monde les traitassent de barbares.

Aucun vêtement n'a reçu tant de dénominations que celui des pieds : toutes néanmoins indiquent quelques variétés dans leur forme. Le *calceus* des Latins est le soulier des Français, chaussure généralement adoptée; le *muleus*, la mule, se portait encore naguère; le *sandalium*, la *solea* et le *soccus* reprendront sans doute leur ancienne faveur. Les souliers et les sabots, *solea lignea*, sont les seules chaussures qui conviennent aux enfans. Les premiers sont uniquement en usage dans les villes et chez les familles aisées, tandis que les pauvres habitans des campagnes n'usent guère que des sabots. Cette dernière chaussure n'a d'autre inconvénient que d'apprendre à marcher mal et sans grâce. Je crois même avoir remarqué que les individus qui n'avaient porté que des sabots pendant leur enfance étaient moins sujets à avoir des cors que ceux qui avaient toujours porté des souliers. Quelleque soit d'ailleurs la chaussure qu'on donne aux enfans, il faut éviter qu'elle soit étroite et gênante; car il ne faut point croire que la dimension du pied dépende d'une chaussure large ou étroite, ainsi que se l'imaginent les gens du monde.

Il n'est pas jusqu'aux mains qu'on a voulu vêtir :

nous savons qu'on a porté des gants dans les temps
les plus reculés, ainsi que le témoignent Homère,
Xénophon, Athénée et Musonius Rufus; de même
aussi qu'on le voit dans quelques livres sacrés. Les
diverses espèces de gants ne sont point toujours des
objets de luxe, mais quelquefois des vêtemens nécessaires. Dans nos climats, pendant l'hiver, pour
les individus qui ne sont point assujettis journellement aux travaux manuels du dehors, les gants
sont presque indispensables. A l'égard des enfans,
l'habitude les rend inutiles ou nécessaires, selon la
condition dans laquelle ils sont élevés. Ceux qui
dès l'âge le plus tendre auront été accoutumés à
être peu vêtus, et à avoir les mains découvertes
et exposées au froid, sont moins sujets pendant les
froids rigoureux au gonflement des mains, et con-
sécutivement aux engelures inflammatoires ou ul-
cérées, que ceux qui ont toujours vécu au sein de
toutes les commodités de la vie.

ARTICLE II.

Du Berceau et des Lits.

LE mot berceau n'est que la version des mots latins *cunœ*, *cunabula* et *incunabula*. Les anciens ont employé ces expressions pour désigner le maillot ou les enveloppes dans lesquelles on plaçait l'enfant, et même quelquefois pour désigner la plus tendre enfance. C'est ainsi que Suétone voulant dire que Vespasien visitait souvent le séjour de son enfance, s'exprime en ces termes : *Princeps locum incunabulorum assiduè frequentavit* (1). Plusieurs objets nous font voir que les anciens aussi-bien que les modernes étaient dans l'usage de bercer leurs enfans. Martial (2) témoigne qu'on donnait au berceau ou aux petits lits où étaient placés les enfans, le même mouvement qu'on leur imprime aujourd'hui; et que des personnes appelées *cunarius*, *cunaria*, étaient chargées du soin de bercer les enfans.

Quant à la forme des berceaux, elle varie selon les pays et les modes : tantôt ce fut un petit lit ou

---

(1) Suétone, *de Vitâ Vesp.*, l. I, t. 2.

(2) Martial, l. X, épig. XL.

un vase, tantôt un bouclier concave ou une na-
celle que les Grecs appelaient ςκαφη. Aujourd'hui
les berceaux sont faits de planches, d'osier, ou de
cerceaux artistement arrangés. La forme et la nature des matériaux dont on les fabrique sont d'une
faible importance; mais il importe beaucoup qu'ils
soient assez larges pour que l'enfant en se remuant
ne se heurte point aux parois, et assez creux pour
qu'il ne puisse en franchir les bords. Pour être sur ce
point en parfaite sécurité, les paysans des départemens méridionaux, qui ont pour berceaux des
espèces de boîtes étroites et peu profondes, y attachent leurs enfans, et les pressent très-fortement
au moyen d'une lisière de drap qui passe dans des
mortaises pratiquées sur les côtés du vaisseau : cette
coutume est fidèlement observée. On a peine à concevoir que cet usage barbare, si contraire à la perfection des individus, s'éternise au sein de la nation qui se dit la plus civilisée. Combien il serait
à souhaiter que l'autorité prît en considération de
de semblables abus, et donnât aux magistrats le
droit de proposer des réformes salutaires, et celui
en même temps de veiller à leur exécution.

Dans la manière de garnir les berceaux on doit
se proposer deux objets principaux : l'un est la
conservation de la chaleur, et l'autre la propreté.
Le fond a toujours besoin d'être garni soit d'une
paillasse ou d'un sommier de crin, ou bien d'un
sachet de balle d'avoine. Ce dernier doit être préféré aux précédens, en ce que la balle d'avoine re-

tient mieux la chaleur que la paille, et que la facilité de la changer ou de la sécher la rend préférable aux sommiers de crin, qui finissent toujours
par contracter une mauvaise odeur. On recouvre
cette première pièce d'un ou de plusieurs petits
matelas minces pour qu'ils puissent sécher plus facilement. Beaucoup de personnes sont dans l'usage
de remplacer les matelas par un lit de plume :
cette substance, qui retient mieux la chaleur si
nécessaire aux enfans, doit mériter la préférence
en hiver. Pour plus de propreté, on a proposé de
placer immédiatement les enfans sur des balles
d'avoine ou sur du son. Je ne pense point que cette
manière de les coucher doive être adoptée, à moins
que ce ne soit pendant les saisons chaudes ; car ces
substances très-divisées et pulvérulentes ne sauraient retenir assez de chaleur.

Embarrassé et gêné dans les liens qu'on lui applique, l'enfant encore au berceau est dans l'impossibilité de prendre la position qui lui serait la
plus commode ; et en outre, par sa conformation
naturelle, il est forcé de rester dans l'attitude qu'il
convient à la nourrice de lui donner. La manière
de coucher les enfans mérite donc à tous égards quelque attention. Le plan sur lequel ils reposent doit
être légèrement déclive vers les pieds, et tellement
que la tête soit un peu plus élevée que le reste du
corps. A l'égard de ceux du sexe masculin, les
nourrices font tout le contraire. D'après un précepte absurde qu'elles se transmettent et obser-

vent fidèlement, elles couchent les garçons de manière que la tête soit toujours plus basse que les pieds, dans le but de prévenir les descentes (hernies inguinales). Il serait facile de prouver par le raisonnement que cette position est tout-à-fait contraire à ce qu'elles se proposent.

Outre les dispositions anatomiques qui préexistent, la cause réelle des hernies chez les petits enfans sont les cris fréquens et prolongés, et toujours provoqués par la gêne insupportable d'une position défectueuse. Hors les cas de souffrances par le fait de maladie, si l'enfant au berceau crie, c'est d'après le malaise qu'il y éprouve ; et la preuve, c'est qu'aussitôt qu'on le change de position ou qu'on le lève, il se tait. Il importe donc beaucoup que l'enfant soit convenablement placé dans son berceau, et aussi de ne point s'opiniâtrer à l'y laisser quand il s'y mutine. Beaucoup de nourrices et même quelques mères sont bien loin d'en agir ainsi ; si l'heure du lever ou de changer l'enfant n'est point arrivée, on le berce jusqu'à ce qu'il se soit tu. Et voilà comment tant d'infirmités nous affligent, que trop souvent nous attribuons à notre condition naturelle, quand la véritable cause provient de préceptes absurdes ou de pratiques dangereuses.

L'action de bercer n'a jamais eu sans doute d'autre but que celui de provoquer le sommeil. De toutes les pratiques qui se rattachent à l'éducation physique des enfans, il n'en est point de plus contraire aux lois de la nature que celle-ci. Si les inconvéniens qui en résultent ne sont pas toujours évidens, c'est que l'habitude en naturalise les effets, puisque dès la naissance commence le bercement. Pour faire sentir tout ce que cette pratique peut avoir de pernicieux, il faut nous rappeler le malaise général que nous éprouvons quand nous sommes exposés à des secousses analogues long-temps continuées. Le mouvement d'un bateau ou d'une voiture, pour beaucoup de personnes, donne lieu à une sorte de vertige, à des envies de vomir, et ensuite à une somnolence très-fatigante. Nul doute que cette espèce de roulis auquel est soumis l'enfant ne provoque les mêmes phénomènes.

Si nous avons égard aux dispositions physiques de l'enfant, nous nous convaincrons tout-à-fait que ces volutions peuvent non seulement influer momentanément sur les fonctions du jeune être, mais qu'elles sont capables aussi de porter une atteinte directe et permanente à l'organe de l'intelligence. Il est notoire que les enfans qui sont long-temps et impitoyablement bercés sont pendant les premières années lourds et comme hébétés.

L'état d'idiotisme et d'imbécillité où se trouvent beaucoup d'individus, n'est que la conséquence de cette manœuvre absurde, qui à la longue ébranle le cerveau de la même manière que les violentes commotions. L'énormité de la tête, chez l'enfant,

est une des raisons les plus probantes de ces commotions. Cette partie, faiblement retenue par les
muscles du cou, ne suit pas seulement le mouvement général qui est imprimé au berceau, mais
obéissant à son propre poids elle roule sur son axe.
Le mouvement qui lui est imprimé n'est point à
sa dernière période, quand tout à coup une impulsion nouvelle et en sens inverse lui est imprimée.
Nécessairement de ces deux impulsions opposées
doit résulter une violente secousse de l'organe en-
céphalique, et d'autant plus intense que les mouvemens sont plus brusques et que le plan sur
lequel repose la tête s'approche davantage de
l'horizontal.

D'après ces réflexions, il est donc facile de se
convaincre combien peut être dangereuse une pratique qui n'est confiée le plus souvent qu'à des personnes rudes et ignorantes, qui, pour faire cesser
les cris de l'enfant, quand même ils sont l'expression des souffrances, vont jusqu'à les étourdir à
force de les bercer. Il serait tout-à-fait à désirer que
cet usage barbare, que les barbares ne connaissaient
point, fût abandonné. Sans doute qu'après cette
réforme nous verrions moins de stupides et d'idiots.
Qu'est-il besoin de ce moyen pour endormir les
enfans, quand naturellement ils ont tant de propension au sommeil?

Toutefois, pour ceux qui tiennent aux vieilles
habitudes, il n'est point inutile d'observer ici que

le berceau doit être construit de telle manière que le mouvement en soit doux et uniforme. On y parvient en faisant porter les extrémités sur deux petites planches semi-elliptiques, la convexité tournée en bas et reposant sur un plan uni. En outre, plus l'enfant sera éloigné du centre de rotation, moins il sera incommodé par le mouvement. La plupart des berceaux que vendent les marchands de meubles, à Paris, ne remplissent point ce but; l'enfant, se trouvant au centre du mouvement, est roulé sur lui-même. Les Russes, mieux avisés que nous, pendent le lit des enfans à une corde attachée à un morceau de bois flexible et fixé au plancher. Par ce moyen ils font parcourir à cette espèce d'escarpolette, dont le mouvement est doux, un espace plus ou moins grand.

Dans aucun moment il n'est plus nuisible de bercer les enfans qu'immédiatement après le repas. Quand l'estomac est plein, les moindres secousses peuvent troubler la digestion et provoquer des vomissemens; ou bien cette fonction est lente et difficile: le lait et les alimens passent à la fermentation acide, s'ils ne sont point vomis; leur passage par les intestins donne lieu à des coliques, à des diarrhées, et même à des inflammations de bas-ventre. Au nombre des inconvéniens qui résultent de bercer les enfans, ajoutons encore, qu'en les forçant au sommeil en les étourdissant, on ne peut point savoir si leur insomnie n'est pas occasionnée par des souffrances réelles, résultat de quelque

15

maladie. Il y a des enfans naturellement criards, il est vrai, mais toujours est-il que leurs cris ne sont déterminés que par un malaise permanent ou accidentel, qu'il serait quelquefois dangereux de méconnaître. En définitif, rien ne peut justifier la coutume de bercer les enfans, que le besoin de s'affranchir de quelques embarras.

ARTICLE III.

Du sommeil et de la veille.

§ 1ᵉʳ.

Si les philosophes et les physiologistes avaient considéré le sommeil dans les diverses périodes de la vie, ils auraient été forcés de reconnaître que chez l'homme cet état n'est point absolu, ni le résultat d'une cause constante et définie. Mais comme la connaissance de ce point de physique animale n'appartient point au sujet que nous traitons, ni sous le rapport de son essence ni sous le rapport de sa cause, nous nous bornerons à dire que chez l'enfant le sommeil paraît être une dépendance immédiate de la nutrition, car digérer et dormir composent toute la série des phénomènes de son existence.

L'enfant du premier âge ne se réveille que lorsque la nutrition manque de matériaux nécessaires à son exercice, et il se rendort aussitôt que ce besoin est satisfait. Le sommeil, alors, est pour ainsi dire un état passif, par l'absence de la vie de relation, précaution admirable de la Providence. En effet, quel eût été le sort de notre espèce, si dès la naissance l'enfant avait eu le désir de toucher,

de marcher et de courir ? n'offrant encore qu'un
ensemble de rudimens imparfaits et délicats, à
combien de dangers n'eût-il pas été exposé, si dès-
lors il avait eu la faculté de voir, d'entendre et de
sentir ? A l'aurore de la vie, le calme parfait ou le
sommeil était pour l'espèce humaine l'état le plus
favorable, sans lequel la digestion, la circulation
et la nutrition n'auraient jamais pu s'effectuer uni-
formément; car toutes ces fonctions eussent été
troublées, si l'enfant avait été susceptible d'impressions vives.

Bien que dans toutes les périodes de la vie le
sommeil influe sur l'état habituel des individus,
néanmoins à aucune époque cette influence n'est
plus marquée que dans les premiers temps. Les
enfans dont le repos n'est contrarié par aucune
circonstance ont habituellement l'embonpoint
et la fraîcheur pour apanage ; tandis que ceux
qui dorment peu ont la peau terne, quoiqu'il
ne leur manque rien du reste. Tout ce qui peut
éloigner le sommeil doit être évité soigneusement, surtout à l'égard des enfans de l'âge le plus
tendre, ceux qui sont à la mamelle. D'ailleurs le
premier aliment, le lait, n'est-il pas formé tout
exprès pour provoquer et entretenir le repos dont
a besoin l'enfant. Par sa nature, ce fluide est séda-
tif, anodin, et agit comme un léger narcotique;
de là il résulte que les enfans nourris à la mamelle dorment, en somme totale, plus long-temps
que ceux qui sont nourris différemment.

Après le sevrage les enfans dorment moins que précédemment. Le développement des organes sensitifs et le changement de nourriture apportent ces modifications ; mais, comme ces causes sont dans l'ordre des choses naturelles, tout ce qui tendrait à les neutraliser serait intempestif. Dès-lors que l'enfant commence à se mettre en rapport avec ce qui l'entoure, il importe beaucoup de lui laisser la liberté d'exercer ses organes, et de ne point comprimer cette tendance qu'il manifeste à vouloir s'instruire. L'excès du sommeil, qui provient aussi souvent de l'habitude que du besoin, a une influence remarquable sur le moral des individus en général, et particulièrement sur celui des enfans, et peut transformer les plus heureuses dispositions de l'intelligence en une lourde stupidité.

Cette coutume qui existe encore dans quelquesunes de nos provinces, de coucher les enfans aussitôt que le soleil a quitté l'horizon, n'est pas seulement absurde, mais elle est quelquefois pernicieuse. Pendant douze heures et plus que l'enfant et obligé de rester au lit, il ne saurait constamment dormir, et peut y contracter de funestes habitudes, dont j'aurai occasion de parler autre part. On ne doit point non plus imiter ceux qui suivent une coutume opposée, et qui ne couchent les enfans qu'à une heure très-avancée dans la nuit. L'influence du sommeil pendant les premières années de la vie est telle, qu'il faut éviter les circonstances qui en prolongent ou en abrégent trop la durée.

§ II.

La veille, en raison de sa courte durée dans la première enfance, n'est qu'un état secondaire et presque accidentel, puisqu'il ne se manifeste que pour annoncer les besoins de l'enfant; à mesure qu'il avance en âge, le sommeil prend moins sur le temps, et son anticipation diminue graduellement : il prédomine cependant jusqu'à l'époque à laquelle la vie de relation entre tout-à-fait en exercice, c'est-à-dire lorsque l'enfant commence à participer à nos habitudes. Avant ce temps, toute règle qui aurait pour objet de fixer l'espace nécessaire et la période diurne la plus favorable à la veille, ne pourrait recevoir son application.

On ne peut soumettre l'enfant à un système d'habitudes propres à seconder les effets de la nature, que lorsqu'il est susceptible d'être influencé par l'exemple des nôtres. Régler le temps du sommeil et celui de la veille, est une considération beaucoup plus importante qu'on ne le pense communément. Ici, les êtres qui vivent dans l'état de nature doivent nous instruire des préceptes à suivre. Pour la plupart des animaux, le jour est consacré à la veille et la nuit au sommeil. Les exceptions contraires ne peuvent point justifier nos coutumes, qui nous font anticiper sur la nuit pour veiller, et sur le temps du jour pour sommeiller; nul doute que ce renversement des choses naturelles n'ait une influence très-marquée sur les individus en général, et particulièrement sur les enfans, à l'égard desquels on ne peut point enfreindre sans inconvéniens les lois primordiales, ni reporter à un temps ce qui est nécessaire dans un autre.

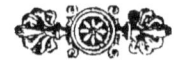

ARTICLE IV.

Station, Progression, Exercice.

QUOIQUE la position la plus naturelle à l'homme soit la station, elle est physiquement impossible pendant la première et quelquefois la seconde année de sa vie. Les leviers et les puissances au moyen desquels elle a lieu, n'ont alors ni assez de force ni assez de consistance pour l'effectuer, quand bien même l'enfant en aurait la volonté. L'homme sous ce rapport est bien moins heureux que beaucoup d'animaux, qui dès la naissance se lèvent, marchent, courent ou nagent. Non seulement l'enfant naît infirme, mais il reste encore long-temps sans pouvoir se dresser à l'aide de ses propres forces; abandonné à lui-même, il se traîne d'abord sur les mains et les genoux, et ce n'est qu'après de nombreux essais qu'il se lève sur ses jambes débiles et incertaines, qu'il marche, chancelle et tombe. Cette première éducation naturelle, dont les progrès sont lents, est toujours plus avantageuse que celle qui est transmise prématurément à l'aide de moyens accessoires et qui ont pour but d'en abréger la durée. Divers accidens, tels que la courbure des jambes, le gonflement des genoux, sont attribués à des causes purement imaginaires, tandis qu'ils résultent souvent d'une éducation vicieuse et trop précoce.

L'on conçoit facilement que pendant les premières années de la vie, quand les os ont encore peu de consistance, le poids du corps est suffisant pour changer leur direction naturelle et aplatir les surfaces articulaires. La progression prématurée peut d'autant mieux donner une fausse direction aux membres inférieurs, que, d'après sa conformation, l'enfant présente déjà une disposition favorable à cet accident. Celui qui commence à se tenir debout et à marcher, écarte naturellement les jambes pour augmenter la base de sustation qui ne serait point assez large, eu égard au peu d'étendue du bassin, pour que la progression eût lieu, si l'axe des membres restait parallèle à la médiane. Et cet axe devenant oblique à l'horizon, il est facile de concevoir que lorsqu'un des pieds se détache du sol, le centre de gravité tombe en dehors de celui qui reste appuyé, et conséquemment tout le poids du corps faisant l'effet d'une corde d'arc, tend à rapprocher les extrémités du membre et à le recourber en dehors.

Par le fait de la station et de la progression prématurée, les membres inférieurs ne sont point les seules parties du corps qui puissent se déformer. D'après une disposition physique, la colonne vertébrale n'est pas moins susceptible de déviation. Ce levier a trop de longueur et de flexibilité, et il est chargé d'un poids trop disproportionné à la force, pour qu'il puisse conserver dans les premières années une rectitude parfaite lorsqu'il tend vers la perpendiculaire. Observons bien l'enfant lorsqu'il commence à marcher : nous voyons que depuis la tête jusqu'au sacrum le rachis décrit, dans le sens de la ligne latérale, des inflexions et des extensions alternatives, et une suite de mouvemens ondulatoires ou serpentiformes. Cette grande flexibilité de la colonne vertébrale, et la faiblesse des muscles qui s'y insèrent, sont des circonstances qui retardent encore beaucoup plus la station que l'impuissance des membres inférieurs.

Tous les moyens mécaniques, les lisières, les chaises et les bancs roulans, auxquels on a recours pour aider les enfans à marcher, ne sauraient non seulement suppléer aux forces naturelles, mais même leur usage n'est pas toujours sans inconvéniens ni sans danger. Car il est à remarquer que l'enfant qui se sent soutenu ne s'aide plus par lui-même ou ne s'aide que faiblement; ou bien il fait effort vers le point qui lui résiste davantage : dès-lors son corps étant sans rectitude, et éloigné de la perpendiculaire, prend une direction vicieuse. Par cette inclinaison forcée et souvent renouvelée, la pression des surfaces articulaires n'étant plus uniforme, il y a nécessairement affaissement du corps, des vertèbres, sur un point quelconque; et, eu égard au peu de densité qu'ont encore les os, il y a bientôt déformation. Les muscles étant les premiers organes mis en jeu, acquièrent en même temps une prédominance d'action sur leurs antagonistes ; et dans l'âge tendre il ne faut point qu'une position défectueuse soit de longue durée pour devenir permanente.

Pendant les premières années il faut à l'enfant une pleine et entière liberté. Tous les moyens mécaniques qui ont pour but de hâter l'éducation physique ne sont point dans la nature, dès-lors laissons donc à l'enfant la peine d'apprendre par lui-même, et il apprendra beaucoup mieux qu'à l'aide d'auxiliaires. Quand il est abandonné à lui seul tous ses membres agissent également, et de cette parité d'action naîtra une parité de force et d'énergie ; ayant besoin d'agir et de se mouvoir, il prend dans un seul instant toutes les positions, ce qu'il ne peut faire s'il est contraint et entravé. L'enfant livré à lui-même, quand il est bien conformé, n'aura jamais le corps ni les membres mal tournés. Qu'on ne s'y trompe pas, les déformations dépendent bien plus souvent de cette manie pédantesque d'enseigner aux enfans plus que ne le veut la nature, que de dispositions innées. On voit fort peu de bossus et de noués parmi ceux qui n'ont point été assujettis à tous les soins mal entendus des parens, tandis qu'on rencontre beaucoup de difformités où les institutions humaines et les préjugés contrarient sans cesse les penchans naturels. Si l'on voulait une preuve de cette assertion, on la trouverait au sein même de la capitale ; les ouvriers à la journée confient leurs enfans à des sevreuses ou des gardes, desquelles ils ne reçoivent que les soins les plus indispensables ; pendant tout le jour ces petits êtres sont abandonnés à eux-mêmes, couchés sur un tapis ou un paillasson, souvent par terre, où ils se roulent et se traînent. Par cet exercice leurs membres acquièrent plus de force et de souplesse, et ils finissent bientôt par se lever sur leurs jambes en se cramponnant à tout ce qui les entoure. Par ce travail, si l'on peut s'exprimer ainsi, provoqué sans cesse par la mobilité naturelle du premier âge, j'ai vu des enfans malingres et cachectiques acquérir de la force en peu de temps, et se développer d'une manière surprenante dans l'espace de quelques mois seulement.

Rien ne ralentit davantage le développement des systèmes locomoteurs, et ne paralyse plus leur action, que l'état passif dans lequel se trouvent les enfans qui naissent au sein de toutes les commodités de la vie.

Une loi qui paraît universelle pour tous les animaux, est que sans l'exercice il n'y a point de santé parfaite ; l'homme est de tous les êtres celui qui s'écarte le plus de cette loi primitive. On a la preuve que les organes qu'on exerce beaucoup prennent bientôt sur les autres un surcroît d'énergie, tandis que ceux qui sont condamnés à l'inaction tombent dans le relâchement. En général toutes les obstructions des glandes et les maladies nerveuses sont les suites constantes du défaut d'exercice. Rarement l'on voit les personnes dont

l'enfance a été active, être sujettes à cette foule
d'accidens nerveux et aux maladies organiques,
tandis qu'elles sont ordinairement le partage de
celles qui n'ont vécu que dans l'oisiveté.

Quand l'enfant se porte bien il ne saurait rester long-temps dans l'inaction. Voilà la plus forte
preuve qu'on puisse apporter de l'utilité de l'exercice, et la nature n'inspire point en vain une telle
disposition. Cependant c'est au moment où cette
propension est dans toute sa force, qu'on veut lui
opposer un frein et la comprimer, et que l'enfant
est maintenu par une mère ou une gouvernante
qui le retiennent dans une chambre pour n'avoir
point à le suivre dans ses excursions, en lui imposant silence en même temps pour n'avoir point à
supporter son tapage. Ailleurs ce sera un pédagogue ridicule qui infligera à son élève une punition,
parce qu'il n'aura fait que céder à une impulsion
irrésistible en prenant son essor et en franchissant
le seuil de sa prison. Est-ce bien là se conformer
aux vœux de la nature? De pareilles mesures méritent tout le blâme de l'homme sage. Le jeune
âge ne peut point être assujetti à une semblable
discipline, tout-à-fait tyrannique dès-lors qu'elle
comprime un état naturel. Il est absurde de retenir les enfans par les menaces d'une punition ou
par la promesse de quelque récompense. Que ferait-
on de plus si leurs actions étaient précédées de la
réflexion et accompagnées de l'idée de bien ou mal
faire. Ce pédantisme magistral devient ridicule

dès-lors qu'ils veut déployer une dominationm o
rale qui n'est point encore à la portée de l'enfant.

Les mères ou les maîtres sont loin de savoir la
conduite qu'il faut tenir à l'égard de l'enfant. En
rapportant tout à eux-mêmes les petits esprits
commandent à l'enfant comme à l'esclave; il ne
faut point qu'il agisse selon la raison, mais selon
leur caprice, et qu'il obéisse sans hésiter et sans
murmurer; ne connaissant d'eux à lui qu'autorité,
et de lui à eux que soumission. Je ne connais rien
de plus pernicieux pour les enfans que la contrainte,
l'esclavage et l'obéissance passive dans lesquels on
veut les retenir forcément. Comme les menaces et
les corrections peuvent seules réfréner son activité
et sa pétulance, il s'ensuit que l'enfant se trouve
sous la double influence d'un besoin qui n'est point
satisfait, et des moyens qui tendent à le réprimer.
Il est vrai qu'il n'y a qu'une mère qui puisse se
plier aux fantaisies d'un enfant et satisfaire à tous
ses besoins, mais toutes celles qui le deviennent
n'ont point le cœur pénétré du sentiment de leur
devoir ni de cet amour tendre, ce précieux correc-
tif, qui tempère si puissamment l'irascibilité naturelle des femmes.

Pour bien apprécier toute l'importance de cette
première éducation que beaucoup d'enfans reçoivent de leur mère, qu'on daigne pénétrer dans le
sein de quelques familles. Voilà une jeune femme
qui dès les premiers mois de sa grossesse a retenu
une nourrice; et aussitôt que l'enfant a vu la lu-

mière il est banni de la maison paternelle. Au bout de dix-huit mois ou deux ans on ramène le jeune étranger. La mère a oublié ses souffrances et, peu s'en faut, celui qui les lui a causées, et elle peut difficilement s'assujettir à de nouveaux devoirs. En effet comment, après un calme parfait qui a régné jusqu'alors dans sa maison, peut-elle sans impatience et sans emportement entendre des cris qui n'ont jamais frappé son oreille, et voir sans contrariété tout le désordre du petit turbulent. La première idée qui lui vient est de réprimer les mauvaises habitudes que l'enfant a contractées avec sa nourrice. Mais ne pouvant le rendre docile ni par les remontrances ni par les menaces, elle croit y parvenir par la contrainte et les corrections auxquelles elle a recours. Si l'enfant fait du bruit, on lui ordonne de se taire ; s'il continue, on le frappe ; il crie, on le frappe plus fort : craignant de nouvelles corrections, il veut fuir ; la mère lui ordonne de rester, de s'asseoir et de ne pas bouger, comme s'il était en son pouvoir de ne point remuer. Malheur à lui s'il se déplace, car il est bientôt attaché à son siége.

Comme l'enfant ne change point, tous les jours la mère est la même, et cette rigueur qu'elle déploie deviendra d'autant plus oppressive qu'elle aura un plus grand nombre d'enfans à contenir. Ce n'est point là une supposition, c'est le tableau fidèle de la première éducation que reçoivent la plupart des enfans dans les familles nombreuses,

et quand ils naissent de parens brutes et ignorans.

L'enfant soumis à un pareil système d'éducation
a bientôt perdu la vivacité naturelle qu'il avait
apportée : il devient apathique et lourd ; sa gaîté
se change en morosité et en tristesse, et déjà il est
timide, craintif et défiant ; et trop heureux encore
si ces peines, qu'il doit supporter pendant quelques années, et pour son bien, disent les imbéciles, n'ourdissent pas quelque trame morbifique.
Ensuite, aussitôt que l'enfant est jugé capable de
retenir ce qu'on veut qu'il apprenne, on charge
un maître ou une maîtresse de cette besogne, et
l'on commence par lui inculquer dans la mémoire,
à force de répétition, le nom des lettres de l'alpha-
bet, mais pour s'en éviter la peine on exige qu'il
étudie par lui-même : expédient fort heureux pour
lui imposer silence et l'obliger à rester plusieurs
heures immobile. Telle est enfin l'éducation première de beaucoup d'enfans ; mauvaise dans ses
principes, et souvent pernicieuse dans ses résultats.

Tel autre au contraire aura une mère indul-
gente et faible qui fera tout ce qu'il faut pour
gâter l'objet de sa tendresse. L'enfant, au lieu d'o-
béir, veut que tout lui soit soumis ; encore bam-
bin, il gouverne la maison et en règle les habitudes par ses caprices. Tout exprès pour lui on
sort ; s'il n'a point une voiture à ses ordres, il a
du moins le droit de se faire porter par sa bonne.

Jusqu'à l'âge de quatre ans, tous ses exercices se bornent à quelques amusemens dans une chambre ou dans un jardin. Quoique surchargé de vêtemens, on évitera avec soin de l'exposer au grand air pendant les froids rigoureux ; de même aussi qu'on se gardera bien de le sortir pendant les momens les plus chauds des jours d'été. Ses mains n'auront touché encore rien de grossier, et ses jambes, par le défaut d'exercice, ne lui permettraient point de faire, sans beaucoup de fatigue, la plus légère course. Telle est enfin la première éducation des enfans qui par leur naissance et leur fortune sont appelés à gouverner le monde et y commander.

Ce n'est point là encore l'enfant que je cherche, mais je vais le trouver dans les familles des champs. Mon élève est issu d'un sang pur, nourri du lait maternel, et dès le sevrage il n'aura eu qu'une nourriture grossière. N'ayant jamais cédé qu'aux seules impulsions de la nature, il n'aura aucune habitude contraire à ses intentions. Avec les enfans de son âge, il saute, joue et court ; allant souvent pieds et tête nus, et toujours trop peu vêtu pour être à l'abri du froid. Bientôt on le verra au milieu des troupeaux dans les champs, à la pluie, au vent et au soleil, marchant à travers les épines et les ronces.

De ces trois exemples, il faut conclure que le premier individu, avec les meilleures dispositions corporelles, peut devenir un rachitique ; le second un homme efféminé, sans force et sans énergie ; tandis que le troisième, dont le corps aura été endurci dès l'âge le plus tendre par un abandon presque absolu, par l'exercice et le travail, conservera sur les autres, toute circonstance égale d'ailleurs, un surcroît de force corporelle et une supériorité d'adresse. Il ne faut point croire que rien puisse remplacer cette éducation champêtre, qui non seulement est la plus naturelle, mais aussi la plus salutaire : aucune autre n'influe aussi puissamment sur la formation du tempérament et sur la constitution physique des individus.

ARTICLE V.

Gymnastique (Somascétique).

Il ne sera point question ici de cette gymnastique scholastique de l'antiquité, qui forma tant de héros, ni de cette somascétique tant vantée de nos jours encore par quelques savans ou médecins qui ont tenté de la faire admettre au nombre des études normales; mais je n'entends parler que des exercices du corps praticables dans tous les lieux de la terre, pouvant être associés à tous les genres d'éducation, et auxquels on peut accoutumer les enfans sans sortir du domaine de la vie domestique.

Tout en rendant justice et en applaudissant au zèle de quelques philanthropes éclairés, on ne peut cependant point les féliciter sur les résultats de leurs institutions gymnastiques. A Trèves, Wurtemberg, Cologne, et dans beaucoup d'autres cités d'outre-Rhin, il existe des gymnases; néanmoins on n'a point encore observé que ces écoles fournissent plus d'hommes forts et robustes que les autres villes de la Germanie. Si les Suisses ont quelques avantages corporels sur la plupart des peuples de l'Europe, il ne faut point en chercher la cause dans les institutions gymnastiques de Bâle, de Zurich, de Fribourg et de Genève, ni dans les ingé-

nieux systèmes des savans Gutsmuths, Pestalozz
et Clias. D'après ces mêmes systèmes, on avait
conçu le projet d'établissemens gymnastiques à
Paris; mais malgré les généreux efforts de quelques administrateurs éclairés et ceux du savant
M. Amoros, ils n'ont point été conduits à une entière exécution, et ce qui reste de ces entreprises
ne mérite point encore le nom de gymnase.

L'idée, selon l'auteur de l'article SOMASCÉTIQUE
du *Dictionnaire des Sciences médicales*, d'établir un
ascétérion dans le vaste enclos Saint-Lazare, à Paris, n'était qu'une brillante chimère. En admettant même que l'on eût pu créer dans cet empla-
cement tout ce qu'il faut pour un établissement de
ce genre, je doute qu'ensuite on eût pu faire adopter par le public le mode d'instruction et d'exercice
qui devait en être l'objet. Dailleurs, si l'on veut
bien réfléchir à l'état actuel des mœurs et des
sciences, il sera facile de reconnaître qu'il est presque impossible de ramener la gymnastique à des
institutions spéciales, et de créer dans le but de
l'utilité publique des ascétérions; surtout chez les
grandes nations, où les innovations sont toujours
difficiles à introduire, aussi-bien que les réformes
à opérer.

Tout bien considéré, les nombreux volumes
qu'on a écrits sur la gymnastique n'ont fait que
grossir le bagage de la littérature médicale, sans
l'enrichir. De même que les projets ingénieux qu'on
a proposés pour faire revivre ce mode d'éducation,

quoique ayant été favorablement accueillis, sont
pour la plupart sans véritable objet, puisque leur
exécution est impossible; et quand bien même on
triompherait de toutes les difficultés qu'ils présentent, il est fort sage de croire que leur application n'aurait point tous les résultats qu'on s'en
proposerait. Comme ce ne sont point des athlètes
qu'on veut former, mais simplement des hommes
doués d'une mâle vigueur, on peut y parvenir
sans gymnase et sans ascétérions; mais en intro-
duisant dans toutes les institutions publiques ou
privées quelques pratiques conformes aux goûts
naturels des enfans, faciles dans leur exécution
et fécondes en résultats.

Il était facile aux législateurs de la Grèce de soumettre toute la jeunesse de l'Attique au même
mode d'éducation, quand Sparte et Athènes réunies n'auraient pas formé un seul des faubourgs
de Paris. Le courage héroïque de ces nations fa-
meuses ne fut jamais l'effet d'une éducation fondée sur des règles et des préceptes habilement calculés, mais celui des mœurs privées, auxquelles
les plus belles institutions ne sauraient suppléer.
Sans doute que les trois cents Spartiates qui ont
rendu si célèbre le nom des Thermopyles, n'a-
vaient point puisé dans les gymnases leur intré-
pidité ni leur valeur. Au temps de Fabricius, ce
n'était point non plus dans les écoles que la jeunesse romaine acquérait tant de force et de courage, mais bien au sein des occupations domes-

tiques, par les exercices manuels et corporels, et le travail des champs aux rayons d'un soleil brûlant. C'est sous l'empire des vertus privées et pendant ces siècles agricoles que Rome devint la maîtresse du monde (1). Quel exemple pour les nations policées, que les peuples barbares de la Germanie et de la Gaule, qui, même avant d'offrir encore quelques rudimens d'une civilisation commençante, avaient combattu et soumis ces fières aigles romaines! Accoutumés dès l'âge le plus tendre à coucher par terre et à aller nus, sans contrainte, par les jeux innocens de l'enfance et leurs actions imitatives, ils avaient bientôt acquis la force corporelle qui leur était nécessaire pour soutenir les fatigues d'une guerre continuelle.

Mais sans aller si loin de nous chercher des exemples de l'influence salutaire des exercices du corps et de cette éducation champêtre et rurale, rappelons-nous la jeunesse d'Henri IV: ce prince, dont la mémoire sera toujours chère aux hommes de bien, fut élevé, comme on le sait, dans un château du Béarn, au sein des montagnes, vêtu comme les enfans du pays, allant souvent tête et et pieds nus, courant à travers les rochers, et nourri d'alimens simples et grossiers. Cette éducation fut le fondement d'une forte constitution et de son infatigable activité, qui lui permirent de

---

(1) Varon, *de Rust.*, l. II, Pœm.

supporter les fatigues de la guerre, et de mépriser la mollesse et le repos. Charles XII ne reçut point l'éducation qu'on donne ordinairement aux. princes ; aussi eut-il en partage un tempérament solide : soldat intrépide, la fatigue et la faim n'eurent jamais de prise sur sa santé.

L'expérience prouve chaque jour jusqu'à quel point s'étend la puissance de la gymnastique naturelle : ne se composant que de choses faciles et agréables, elle a mille avantages sur la gymnastique spéculative. Cependant cette partie de l'éducation, qui a pour objet le perfectionnement des facultés corporelles et en même temps la conservation de la santé, a été presque entièrement sacrifiée à la perfection morale ; car on ne peut point ranger dans le domaine de la gymnastique quelques arts d'agrément, enseignés dans la vie privée ou dans les institutions publiques.

C'est là une conséquence inévitable des agglomérations populeuses, et un résultat des systèmes de centralisation suivis chez toutes les nations policées. En effet, que l'on réfléchisse à la manière dont la jeunesse des grandes villes est élevée, et l'on restera convaincu que toute l'instruction qu'elle reçoit n'a pour objet que les sciences et les arts spéculatifs. Les enfans des classes ouvrières les moins aisés sont presque toujours retenus dans l'inaction, et ne prennent d'autre exercice que celui des amusemens qu'ils peuvent se créer dans une chambre rétrécie. Dès qu'ils sont susceptibles de

quelque intelligence, les parens les occupent à leur
genre de travail. Il est facile de sentir combien
une pareille contrainte est en opposition avec le
naturel de l'enfance. Ce n'est là encore que la
moindre des causes qui influent d'une manière fâcheuse sur l'état habituel de leur santé; mais le
plus grand nombre de ceux qui vivent dans les
ateliers où l'on travaille les métaux n'arrivent jamais à un âge avancé; ou s'ils échappent aux dangers de quelques métiers, ils deviennent, il est
vrai, avant l'âge d'homme, de très-bons ouvriers;
mais si la patrie a besoin de leurs bras, ils feront
toujours de pauvres soldats et de piteux marins.

Si dans les familles aisées qui habitent les grandes
villes, les enfans ont plus de liberté, on fait néanmoins très-peu pour développer leurs forces et leur
assurer en même temps l'empire de la santé. Jusqu'à l'âge de huit ou dix ans, toute l'éducation physique se borne à quelques actes d'imitation; ils
passent la plus grande partie du temps dans les
écoles primaires, à satisfaire ou contrarier un
maître ou une maîtresse, souvent plus ridicules
par leur exigence que raisonnables dans l'exercice
de leurs fonctions.

Le temps de poursuivre l'éducation étant arrivé, pour lors on place l'enfant dans une institu-
tion normale. Tout en ne contestant point les
avantages du système d'instruction adopté dans
les écoles primaires et secondaires, il nous semble
cependant qu'on pourrait le rendre meilleur, en y

associant quelques exercices corporels, en apportant quelques changemens dans la discipline quelquefois trop sévère, ou bien en réformant quelques pratiques moins que nécessaires, dès-lors qu'elles prennent un temps précieux qu'on pourrait mieux utiliser.

Pour ce qui est de l'intérêt de l'individu, à proprement parler, il semble avoir été oublié. A peine si les collégiens ont une heure pour se livrer aux exercices du corps, et trois ou quatre au plus une fois par semaine; et tout se borne à quelques jeux dans une cour ou un jardin exigu, ou à une promenade faite à pas mesurés. A 15 ou 16 ans, l'élève, il est vrai, sera saturé des auteurs classiques, il saura faire une amplification, et connaîtra toutes les parties du discours; mais il ignorera jusqu'aux noms génériques des règnes de la nature, il ne saura point quelle est la céréale qui fournit le pain qu'il mange chaque jour, ni comment on la cultive. Tel est néanmoins celui qui doit devenir agriculteur, où qui sera appelé à faire un retranchement ou à gouverner un vaisseau, et qui ne sait point encore ce que c'est qu'une charrue, ni une pioche, ni une bêche, et qui jamais n'aura traversé un ruisseau. Enfin, s'il est appelé à devenir ingénieur ou architecte, quoiqu'il sache bien qu'un angle de 60 degrés est la sixième partie du cercle, il ne saurait comment s'y prendre pour l'exécution du plan de la plus

simple cabane, quand sa santé et son existence en
dépendraient.

Ici la pratique n'est rien, me dira-t-on. Il est
vrai; mais je me retranche dans la question, et je
dirai que celui qui est déjà arrivé à un certain âge,
et qui n'a pas été accoutumé dès l'enfance à quelques exercices manuels fatigans, aura beaucoup
à souffrir s'il se trouve jamais dans la nécessité d'a-
gir par lui-même. De là l'importance d'accoutumer l'enfant à n'être étranger à rien; ce serait le
véritable moyen de ne point l'exposer aux mêmes
souffrances qui attendent celui qui n'a jamais vécu
que dans la mollesse. Les plus grands capitaines
ont commencé par être soldats, et les plus fameux
marins par être mousses. Et, en tout, celui qui
aura commencé par la pratique aura toujours un
grand avantage sur celui qui aura fini par là.

Non seulement toutes les notions pratiques ne
coûteraient point à l'élève, mais les exercices
qu'elles nécessiteraient pour être acquises lui seraient agréables, et le délasseraient de la mono-
tonie d'une étude contentieuse et rebutante. On
objectera qu'il n'est point dans les choses possibles
de concilier un système d'exercices corporels avec
le mode d'instruction d'aujourd'hui : je pense au
contraire que rien ne serait plus facile. Mais, avant
tout, il ne faudrait point que les colléges du premier et du deuxième ordre fussent au sein des
grandes villes; que la direction n'en fût point con-

fiée à des rhéteurs, qui croient qu'il n'y a pas, d'autre instruction que celle qu'on puise dans les livres, ni d'autre talent que celui de la plume.

Si les colléges étaient dans les campagnes, rien ne serait plus facile qne cette diversité d'instruction. Et si j'en étais le maître, je voudrais que mes élèves fissent eux-mêmes leur lit, et que la propreté des dortoirs et des réfectoires reposât entièrement sur eux. Chaque jour, pendant une ou deux heures, je les occuperais dans un jardin à cultiver eux-mêmes ce qu'ils mangent journellement. Les prés, les bois et les champs fourniraient tour à tour des sujets d'exercices. Mes élèves ne mangeraient d'autres fruits que ceux qu'ils auraient cueillis sur les arbres; ils n'éleveraient point d'autres oiseaux que ceux qu'ils dénicheraient : ni le froid ni la pluie ne dérangeraient l'ordre de leurs exercices. Cette seconde éducation développerait les forces et l'adresse, préparerait des hommes vigoureux, susceptibles de devenir laborieux, et capables de résister aux pénibles occupations qui les attendent par la suite : assurément l'on verrait moins d'individus efféminés et mal tournés. Qu'on y fasse bien attention, tous les élèves qui sortent des institutions de province sont mieux portans et plus robustes que ceux qui n'ont jamais quitté les écoles de Paris, déjà par la seule position des établissemens.

Il faut savoir apprécier la rapidité de la vie pour bien l'employer dans les premiers temps : ce n'est point l'enfant qui peut par lui-même en sentir toute la valeur, mais ce sont ceux qui le dirigent. C'est au maître qu'il appartient de placer pour ainsi dire devant l'élève tout ce qui peut exciter ses désirs et piquer sa curiosité. Il ne faut point, dit Locke, imposer aux enfans rien de ce qu'on veut leur apprendre comme une tâche à fournir nécessairement, ni leur en faire un sujet de chagrin : toute obligation de contrainte et de fatigue les rebute. Pour les conduire au but qu'on se propose, on y parvient en les stimulant par l'aiguillon de l'intérêt, et par des moyens indirects puisés même dans la nature des choses qu'on réunit autour d'eux. Par là l'homme connaîtra de bonne heure sa position naturelle, saura satisfaire à ses besoins propres avant d'apprendre ce qu'il doit à la société. Les premières obligations sont impérieuses et absolues, et les autres ne sont que conventionnelles et secondaires.

Comme l'a dit Rousseau, l'activité chez l'enfant est surabondante, elle s'étend au dehors et se montre dans toutes ses actions. Pour se déplacer, les enfans courent plus souvent qu'ils ne marchent. La plupart de leurs jeux du dehors consistent dans des attaques ou des provocations réciproques, qui deviennent des motifs de fuite d'une part et de poursuite de l'autre ; il s'établit entre eux des défis, et le désir d'être vainqueur ou la crainte d'être vaincu provoquent la course, le saut, la lutte, etc.

Mais de tous les exercices il n'en est point qui

convienne mieux aux enfans que la course, surtout quand elle est commandée par l'émulation. Nul doute que si les enfans s'exerçaient à la course chaque jour, nous verrions beaucoup d'individus qui mériteraient le nom de vélocipèdes. Ceux qui dès l'enfance ont eu souvent occasion de courir, sont plus lestes, plus agiles et plus vigoureux, et en même temps plus capables de soutenir les fatigues de la marche. L'on conçoit quel immense avantage doit avoir celui qui est habile à la course sur celui qui n'a jamais été qu'en voiture. Cependant on doit moins viser à faire un Achille au pied léger, qu'un homme capable de se soustraire à la poursuite d'un agresseur, et de pouvoir au besoin se servir d'émissaire à lui-même.

Loin de réprimer la vélocité des enfans, comme le font la plupart des parens, qui leur défendent de courir trop vite ou point du tout, on devrait au contraire les engager à déployer de tout leur pouvoir cette faculté, soit par l'aspect de quelque récompense, soit en éveillant en eux le sentiment de l'émulation. De l'habitude de courir naît bientôt la facilité de franchir des espaces fort larges ; avantage précieux dans beaucoup de circonstances.

L'action de s'élever en sautant, étant tout-à-fait en opposition avec les lois de la gravitation, n'est physiquement possible qu'à une petite hauteur ; conséquemment ce genre d'adresse est bien moins important que celui de sauter en s'abaissant. Nous voyons des individus sauter de plusieurs toises de hauteur sans se faire aucun mal, tandis que d'autres se cassent bras et jambes pour sauter seulement de quelques pieds, tout dépend de la manière dont on arrive au plan sur lequel on tombe. Ce genre d'habileté mérite une étude toute spéciale, pour qu'au besoin il n'en résulte aucun accident; aussi faut-il y accoutumer de bonne heure les enfans. D'abord on commence par les faire sauter sur des corps mous, comme de la paille, du foin ou du sable. Ces substances élastiques, qui protégent contre la maladresse, ne permettent point que les membres restent droits et tendus au moment de la chute; comme ils fléchissent malgré nous, dès-lors tout l'effort qui résulte du poids du corps se perd dans toutes les articulations quand elles se brisent. L'on peut accoutumer ainsi l'enfant à rendre ces flexions successives comme autant d'actes volontaires, et par ce mécanisme il parviendra à sauter sur des plans solides sans aucune secousse dangereuse, qui serait inévitable s'il tombait droit sur ses talons.

Ceux qui se livrent avec adresse à ce genre d'exercice, arrivent au sol de telle manière que la pointe des pieds porte d'abord, ensuite les talons, et aussitôt toutes les articulations fléchissent, et se partagent le reste de l'effort imprimé par le poids du corps. Un petit garçon est surpris à voler des fruits sur un arbre: il se laisse aller de branche en branche; arrivé à la dernière, qui était à plus de dix pieds du sol, il se laisse tomber adroitement sans se faire aucun mal : tandis que celui qui le poursuivait se casse une jambe, pour avoir voulu franchir une tranchée de quelques pieds seulement. Rien de plus commun que ces accidens, résultat de la maladresse. Rien de plus ordinaire aussi que de voir des individus se laisser aller d'un premier et même d'un second étage, sans se faire aucun mal.

D'après sa conformation naturelle l'homme semblerait être destiné à gravir, comme beaucoup d'animaux; cependant il en est bien peu qui soient habiles à ce genre d'exercice. Comme je l'ai déjà dit, on peut d'autant mieux y accoutumer l'enfant, qu'il n'est rien que sa gourmandise ne puisse lui faire entreprendre. Des cerises, des poires et des pommes réveillent son avidité ; dites-lui qu'il n'y a pas d'autre moyen de la satisfaire que d'aller lui-même les cueillir. Il essaiera d'abord à les atteindre, et il finira par y parvenir. Cet expédient ensuite deviendra pour lui beaucoup plus commode qu'un autre. Il ne faut point envisager cette adresse comme un moyen de satisfaire à des besoins de ce genre, mais souvent il peut nous soustraire aux dangers les plus imminens, à une inondation, à la dent venimeuse ou meurtrière d'un animal.

Aucun art n'est plus négligé que celui de la natation. Pour l'escrime, la danse, on dépense beaucoup d'argent, parce qu'on ne peut point par soi-même apprendre l'une et l'autre; mais partout où il y a de l'eau on peut apprendre à nager pour

rien. Comme exercice, la natation est aussi favorable au développement des forces musculaires
qu'elle est essentielle dans son véritable objet. Beaucoup d'individus n'ont échappé à une mort certaine que parce qu'ils savaient nager. D'ailleurs,
de quel prix n'est pas ce genre d'habileté quand il
s'agit de sauver les jours d'un ami ou de quelque
objet chéri.

Pour disposer les enfans à apprendre à nager,
il faut les accoutumer de bonne heure aux bains
naturels, et ne point les effrayer sur le danger de se
noyer. La crainte que leur imprime l'aspect de
l'eau est moins naturelle que le résultat de recom-
mandations et de discours indiscrets. Aussi je ne
craindrais point de laisser approcher mon élève des
bords de l'eau, de l'engager à y entrer et même de
l'y voir tomber quelquefois. Ce sera le moyen de l'accoutumer à ne plus voir aucun danger et de dissi-
per ses craintes quand on voudra qu'il apprenne à
nager. La natation naturelle, apprise de bonne
heure, offre, sous tous les rapports, des garanties
plus certaines que celle qui aura été un sujet d'é-
tude et d'exercice à un âge avancé dans une école
spéciale, surtout dans celles où l'on apprend à nager dans l'eau chaude, comme si dans toutes les
saisons les fleuves et l'océan étaient à une température de 30 degrés.

L'homme n'a reçu de la nature d'autres armes
que ses mains et ses pieds, et à force égale celui
qui saura le mieux s'en servir sera toujours vain-

queur. Aussi, les anciens, qui s'éloignaient moins que nous de la condition naturelle, exerçaient-ils de bonne heure la jeunesse à la lutte. Quand les enfans se mettent en colère, ils battent; mais l'idée de s'armer ne leur vient jamais que de l'exemple. Leur agresseur fût-il cent fois plus fort qu'eux, ils se défendent à coups de pieds et à coups de poings, et ne cèdent presque jamais volontairement, à moins qu'ils ne se sentent vigoureusement frappés. Entre deux enfans de trois à quatre ans, il s'élève une querelle: l'un est frappé d'abord, il riposte et se sauve aussitôt; il est atteint de nouveau et se retourne contre son adversaire: ainsi dure le petit combat plus ou moins de temps. S'ils convoitent le même objet, celui qui s'en est emparé est aussitôt attaqué par l'autre; les deux champions en viennent aux mains, ils se saisissent, se renversent, et se roulent tant que l'un n'aura pas cédé. Celui qui aura été vainqueur deviendra quelquefois malin et audacieux, tandis que le vaincu deviendra souvent timide et poltron. L'idée de la supériorité chez le premier grandira avec lui-même, et lui sera toujours d'un grand avantage. Le sentiment de la crainte, chez le dernier, lui laissera toujours le dessous auprès de son semblable, et lui fera subir le sort du plus faible.

On sent, d'après cela, combien il importe de soutenir le courage de l'enfant et de l'enhardir contre celui qui le menace ou le provoque. Loin de le plaindre quand il a recours à ceux dont il attend

17

protection, il faut lui faire sentir la honte qu'il y
a de se laisser battre. Plaignez un enfant quand
il aura été battu et punissez son adversaire, il deviendra bientôt provocateur s'il se sent soutenu ;
au lieu qu'il sera pusillanime s'il n'a personne
pour le protéger.

Si cette première timidité de l'enfance n'est point
combattue, elle influe beaucoup plus qu'on ne le
pense communément sur le caractère à venir de
l'homme ; elle deviendra souvent par la suite une
lâcheté, source ordinaire des vices les plus honteux. Aussi jamais je ne défendrai mon élève tant
qu'il ne sera pas menacé vigoureusement ; s'il vient
se plaindre d'avoir reçu de son semblable une
tape, je le gronderai de ne l'avoir pas rendue ; non
pour éveiller en lui le sentiment de la vengeance,
mais pour qu'il apprenne à se faire respecter. (1) ;

---

(1) Quoique contraire à l'esprit de l'Evangile, cette
maxime n'en est pas moins morale. S'il était permis de se
faire justice à soi-même, il y aurait bien moins de coquins
qui se jouent de nos lois, toujours trop lentes à sévir, et
souvent trop indulgentes pour interpréter l'offense qu'a
reçue celui qui en invoque le secours. Entre gens de courage et d'honneur, il n'y a ni bassesses ni mauvaises actions.
L'homme lâche et de mauvais aloi ne cherche jamais ses
victimes que parmi les gens faibles et sans moyens de défense, parmi les femmes le plus souvent, parce qu'il sait
toujours avoir raison selon les lois de la nature ; mais il ne
s'adressera point à celui qu'il juge capable de lui en demander satisfaction, et de lui faire payer cher ses infamies.

si au contraire il est provocateur, je souffrirai vo-
lontiers qu'on le punisse de son audace.

Les enfans ne sont point tout-à-fait dépourvus
de ce jugement qui leur dicte la conduite qu'ils
doivent tenir entre eux. Les plus forts et les plus
courageux sont toujours les plus respectés, tandis
que les plus faibles et les plus lâches sont des sujets de risées et de plaisanteries. Cette espèce de
soumission que subissent les derniers influe beaucoup plus qu'on ne le croit sur la direction de leur
esprit : et je possède plusieurs exemples d'individus devenus imbéciles pour avoir été le jouet de
leurs camarades d'enfance. Aussi les maîtres de
pension doivent-ils veiller, et empêcher que
parmi leurs élèves il y en ait qui soient les victimes des autres. Quand la discipline est insuffisante pour réprimer la mutinerie des uns et pour
ranimer l'énergie des autres, il est fort sage, de la
part des parens, de retirer ceux-ci, qui par habitude
seraient sans cesse les bêtes de somme de la gente
turbulente dans laquelle ils se trouvent placés.

Quand les enfans commencent à avoir la conscience de leur force corporelle, et quand ils ju-
gent qu'elle est insuffisante, alors, à l'exemple des
grandes personnes, ils s'arment de bâtons et de
pierres. Je ne serais donc point fâché qu'au besoin
mon élève sût se servir de l'un et de l'autre. Ces
deux armes peuvent être d'un grand secours et devenir terribles dans une main adroite et vigoureuse.

Singulier effet de la civilisation, de nous faire
négliger souvent ce qui est nécessaire à notre conservation, pour nous faire préférer des choses qui
y sont contraires. Le sauvage court, saute, gravit
et nage presque naturellement, tandis que le ci-
tadin ne se doute guère de ces sortes de choses ; mais
en revanche, il s'escrime avec adresse, danse avec
grâce et chante avec goût ; celui-ci ayant fait de ces
exercices des arts spéculatifs, dès-lors en les cul-
tivant il a moins pour but sa propre conservation
que le désir de se rendre agréable.

Comme exercice, l'escrime n'est d'aucune utilité
pour les enfans. La position gênante et peu naturelle que les maîtres sont convenus d'adopter, non
seulement n'a rien de gracieux, mais elle est si
pénible qu'il serait difficile d'y assujettir les enfans, et d'autant plus encore que l'escrime n'a
rien d'agréable pour eux. Quelques médecins cependant regardent cet exercice comme salutaire,
et le prescrivent dans le but de développer les forces, et comme un moyen capable de prévenir les
déviations de la colonne vertébrale ou d'en arrêter
les progrès chez ceux qui sont menacés de cet accident. A l'égard de cette dernière circonstance, il
faut connaître bien mal le mécanisme du corps, et
particulièrement celui du rachis, pour ne point
prévoir que ce genre d'exercice appliqué à la médecine orthopédique est non seulement illusoire,
mais qu'il ne peut qu'augmenter la difformité que

l'on veut corriger (1) ; c'est ce qu'on peut vérifier par l'observation.

Aucun exercice ne paraît plus naturel que la danse. L'enfant sur le giron de la nourrice se remue et saute quand on chante ou qu'il entend quelques sons suffisamment articulés pour former un rhythme cadencé. La danse serait donc fille de l'harmonie puisqu'elle accompagne le sentiment vif de la mesure, qui porte l'enfant à la marquer, comme par instinct. Aussitôt que les enfans savent marcher, ils montrent du goût pour la danse ; et ils n'expriment guère autrement leur contentement. L'exemple fortifie encore ce goût ; et

---

(1) Admettons qu'il y ait un commencement de déviation du rachis : quel serait le moyen le plus convenable pour en ralentir ou en arrêter les progrès ? Je ne pense pas que ce soit aucun des exercices par lesquels on exécute des mouvemens dans tous les sens, comme il arrive dans l'escrime. Car, d'après une loi physique, les inflexions d'un levier seront toujours plus marquées vers les points les plus faibles, et vers ceux qui s'éloignent le plus de l'axe commun. Là colonne vertébrale, dans son mécanisme, étant soumise à la même loi, doit éprouver aussi des inflexions plus prononcées dans les points de déviation, et conséquemment tous les mouvemens qu'elle peut exécuter n'auraient d'autre effet que d'augmenter ses courbures : c'est donc tout-à-fait l'opposé du but qu'on se propose. De toutes les indications qui se présentent à remplir dans le cas de déviation de la colonne vertébrale, la plus importante serait de neutraliser tout le poids de la partie du corps qui se trouve au-dessus du point défectueux. Or je demande si dans la danse et dans

nous voyons les enfans entre eux former des ronds
et danser.

On doit donc considérer la danse comme un exercice tout-à-fait naturel et comme un besoin. Tous
les peuples dansent, et à tout âge on aime au
moins à voir danser. Il n'est point de fêtes sans cet
amusement, qui non seulement réjouit ceux qui
s'y livrent, mais égaie aussi ceux qui ne sont que
simples spectateurs. En combinant habilement
tous les mouvemens qu'on exécute dans la danse,
on a fait de cet exercice un des arts les plus brill-
lans de notre époque, toutefois si nous en exceptons ces pantomines à mouvemens guindés qu'on
appelle menuets, et ces éternelles pirouettes in-

---

l'escrime on trouve rien qui puisse rendre ce poids nul ?
Tout au contraire : dans l'escrime, par exemple, à l'instant
que le membre qui est chargé d'effectuer le double mouvement de se mettre en *garde* ou de se *fendre*, frappe le sol,
il y a véritablement alors une double percussion au centre
de la courbure du rachis ; l'une qui résulte de la résistance
que le pied trouve sur le sol, et l'autre qui résulte du propre poids de toute la partie du corps qui se trouve au-dessus
du point difforme. Il est facile de concevoir que ces deux
percussions, qui se font sentir sur le point le plus faible, ne
se neutralisent point, comme cela arrive dans le cas d'une
bonne conformation ; mais que leur *résultante* est l'augmentation de la courbure déjà existante. Ici il se passe véritablement ce qui a lieu quand on frappe perpendiculairement
le sol avec le bout d'une canne, et que la main résiste sur
l'extrémité supérieure ; l'instrument alors se plie, et toujours au point le plus faible et le plus dévié.

troduites dans nos ballets, dont le bon goût sans doute fera justice.

La danse comme exercice convient aux enfans faibles, et peut contribuer beaucoup au développement des forces musculaires, à fortifier les membres et augmenter leur souplesse ; elle donne en même temps au maintien plus d'aisance et plus de grâce. Autant la danse est avantageuse quand elle a uniquement pour but l'exercice et l'amusement, autant elle est pernicieuse souvent pour ceux qu'on destine à se donner en public. Dans le premier cas, il suffit que l'enfant apprenne d'un maître à se familiariser avec les principales positions, pour qu'il parvienne à danser avec élégance. Mais il ne convient nullement de le soumettre à ces sortes de tortures pour lui tourner les pieds dans toutes les directions. Les épreuves cruelles auxquelles sont soumis ceux qu'on voue au culte de Therpsichore, ne sont pas seulement rebutantes, mais elles influent puissamment sur les habitudes corporelles : aussi les danseurs de profession, et notamment ceux qui ont commencé dès l'enfance, sont maigres et grêles, petits et rabougris. Les nymphes de nos ballets ne sont point surchargées d'embonpoint, et en général tous ceux qui dansent beaucoup en se donnant en public, arrivent rarement à un âge avancé.

On se donne beaucoup de peine pour apprendre à chanter aux enfans, et cependant la voix

qui forme le chant est aussi naturelle que la voix qui
forme la parole, quoique Rousseau ait dit le contraire. Cette peine deviendra d'autant plus grande
encore que la musique sera moins cultivée chez
une nation, puisque l'enfant ne chante d'abord
qu'à notre exemple : et par cela même, les Italiens
chantent naturellement plus juste que les autres
peuples. Dans les grandes cités, à Paris, si l'on
veut, on chante mieux qu'en province. L'enfant
qui entend chanter se met à l'unisson de la voix
qu'il entend, retient les tons si la mélodie est chan-
tante, et tant qu'elle dérive du ton naturel : et sa
voix guidée par son oreille acquiert sans effort toute
l'extension dont elle est susceptible.

Ainsi donc la méthode d'apprendre aux enfans
à ouïr la musique avant de la lire, serait le plus
sûr moyen de leur donner de bonne heure du goût
pour l'expression, et de les affranchir en même
temps du travail rebutant qu'exige l'étude du
solfége. La mélodie naturelle devrait toujours précéder la mélodie spéculative, et celle-ci n'être que
l'application et l'analyse de la première. La preuve
que dans ses résultats cette méthode serait préférable à toute autre, c'est que le chant d'imitation,
ou appris par l'oreille, est beaucoup plus agréable
que celui qu'on a appris par l'étude. Le morceau
qu'on exécute de mémoire, quand on le possède bien,
est toujours mieux cadencé et rendu avec plus
d'expression que celui qu'on chante à livre ouvert,
par la même raison qu'on ne lit jamais aussi bien

que l'on parle. Ceux qui chantent pour n'avoir jamais entendu que chanter sont souvent plus agréables que d'autres qui n'ont appris la mélodie qu'en
la lisant. On est quelquefois surpris de rencontrer
des troupes de chanteurs ambulans qui, sans connaître seulement l'échelle diatonique, exécutent
des morceaux d'ensemble avec une précision admirable.

Si nos méthodes de chant sont assez perfection-
nées pour conduire au but qu'on se propose, leur
application néanmoins n'est pas toujours sans inconvéniens pour ceux qui en subissent toutes les
épreuves. Je suppose qu'on veuille faire commencer le solfége à l'enfant; à la première leçon, le
maître pourra bien faire parcourir sans peine à
l'élève toute la première octave de l'échelle diatonique, et forçant tous les jours un peu sa voix, le
conduire à un degré plus ou moins élevé de la seconde octave, toutefois en ne lui faisant chanter
que des gammes dont tous les tons sont uniformes
et soutenus. Mais il en sera autrement quand il
voudra lui faire exécuter des phrases de musique
longues et soutenues: la voix alors lui manquera
souvent, il sera forcé de prendre haleine, ou, s'il
peut soutenir tout le passage, il arrivera à la fin
presque suffoqué. En prolongeant ainsi la leçon,
l'élève sera bientôt fatigué, sa respiration deviendra précipitée, son pouls battra plus vite, et il tom-
bera dans une sorte d'anxiété qui le mettra dans
l'impossibilité de continuer.

Dans les phénomènes de la vie, tout ce qui s'é-
loigne du rhythme naturel doit nécessairement
apporter quelques dérangemens dans l'équilibre
des fonctions, surtout pendant le jeune âge, où
l'ensemble de l'organisme n'est pas suffisamment
consolidé pour résister à certaines épreuves. Dans
l'état normal, la respiration se partage en deux
temps presque égaux, celui de l'inspiration et celui
de l'expiration. Or, par le seul fait du chant, ces
deux phénomènes ne se succèdent plus alternativement d'une manière régulière ni uniforme.
L'inspiration s'effectue brusquement, tandis que
l'expiration, au moyen de laquelle la voix se sou-
tient, dure dix ou vingt fois plus que la première;
et quelquefois quand la phrase musicale se prolonge, elle est forcée jusqu'à l'extinction. Dans ce
dernier cas les poumons se trouvant fortement con-
tractés, le sang ne peut les pénétrer d'abord ; alors
ce fluide dilate fortement les cavités du cœur, et
reflue dans les gros vaisseaux et les capillaires, on
voit les veines du col se gonfler et la face devenir
rouge.

Il est facile de pressentir ce qui peut résulter
de ces perturbations physiologiques quand elles
sont prolongées et qu'elles se renouvellent chaque
jour. Aussi, je suis autorisé à croire que beaucoup
de maladies organiques du cœur et des phtisies pul-
monaires sont déterminées par les exercices du
chant, auxquels sont assujettis à un âge trop tendre
encore beaucoup d'individus. Il est à ma connais-

sance que plusieurs enfans de huit à dix ans qu'on
destinait à la scène lyrique n'ont pu continuer
d'apprendre le chant: une petite fille a eu à plusieurs reprises des hémoptysies graves ; et une
autre est devenue sujette à des lypothimies fréquentes, qui assurément étaient occasionnées par
quelque maladie organique du cœur.

S'il m'avait été permis de fréquenter le Conser-
vatoire de musique, *sed omnibus non adire Corin-
thum*, sans doute que j'aurais été à même de recueillir quelques autres observations qui auraient
pu confirmer celles-ci. Je dirai cependant que dans
le nombre des élèves qu'on recrute pour ce séminaire, beaucoup ne peuvent point soutenir les
exercices auxquels on les soumet et en sont ren-
voyés pour cause de santé. Ces considérations suffisent, ce me semble, pour persuader qu'il n'est point
sans inconvéniens ni sans danger d'apprendre à
chanter avant dix à douze ans, et qu'il est toujours
prudent de ne point forcer la voix de l'élève ni
prolonger l'intonation jusqu'au point de fatiguer
sa respiration.

Quant à la musique instrumentale, elle est
pour ainsi dire hors de la portée de l'enfant. Si
néanmoins nous en voyons qui déjà avant leur
deuxième lustre exécutent admirablement sur tel
ou tel instrument, ces exemples ne sont pas suffisans
pour considérer ce genre d'exercice sans inconvéniens, surtout sur les instrumens à vent.

Naturellement imitateur, l'enfant montre de bonne heure le goût de peindre les objets qu'il a sous les yeux. Bien que sous le rapport de la théorie le dessin et la peinture ne soient point à sa portée, on ne laisse cependant pas que de lui donner encore fort jeune un maître à dessiner. L'enfant ne concevant rien à la partie spéculative de cet art, il faut nécessairement que l'application soit plus grande et qu'elle supplée à son défaut de jugement. Or, comme il ne peut point embrasser d'un seul coup d'œil tout l'ensemble, ni mesurer la dimension et la proportion des traits de son modèle, il faut donc qu'il déploie d'autant plus d'attention qu'il se rapproche davantage des élémens de l'art de peindre. L'enfant ne mesure pas *primo aspectu* toute l'étendue d'une ligne, il copie successivement tous les points, et pour ce il faut que son œil reste constamment fixé sur l'exemple sans perdre de vue la copie.

Il est facile de concevoir combien ce travail des yeux peut influer sur le mode de sensibilité de la vue, et jusqu'à un certain point sur la disposition physique de la dioptrique. Ainsi l'œil exercé à voir les objets de très près, devient souvent incapable ensuite d'apercevoir ceux qui sont à une certaine distance, et à la myopie naturelle succède souvent la myopie accidentelle.

L'attention prolongée qu'exige le dessin, en fatigant les yeux, donne lieu quelquefois aussi à des inflammations de la conjonctive, à de véritables ophtalmies. Ces accidens sont plus fréquens chez les petites filles, qui par leur naturel sont capables d'une attention plus soutenue que les jeunes garçons. En outre, la position que sont obligés de tenir les enfans qui apprennent à dessiner n'est pas sans inconvéniens pour quelques-uns.

Sans affirmer positivement si la déviation de la colonne vertébrale reconnaît pour cause la position que tiennent les enfans quand ils dessinent, le fait est qu'il y a beaucoup de dessinateurs, de peintres, de graveurs, bossus ou mal conformés. Quelques faits particuliers m'autorisent à croire, en effet, que la culture de ces beaux arts à un âge prématuré n'est point étrangère à la production de quelques déformations de la colonne vertébrale. Plusieurs individus contrefaits que j'ai choisis pour sujets de remarque sont nés de parens bien constitués, et jusqu'au moment ou ils ont commencé à se livrer à l'étude du dessin ils n'avaient donné aucun signe de rachitisme. Ne pourrait-on pas concilier la santé des enfans avec la culture des beaux arts? Pour avoir des hommes habiles il n'est point nécessaire de les fixer au travail dès la sortie du berceau, ni d'une étude agréable en faire un sujet d'application pénible.

Au lieu d'attacher les enfans à une table et de leur donner de petits objets à représenter sur le papier avec un crayon, j'aimerais mieux, pour les familiariser avec l'art de peindre, leur apprendre à tracer de grandes figures de leur choix sur un mur ou sur un tableau. Cette méthode de donner les premières notions de l'art imitatif, serait peut-être dans son objet plus avantageuse, et sans inconvéniens dans l'intérêt propre de l'élève.

ARTICLE VI.

Des Exercices et de la Gymnastique quant au sexe féminin.

BIEN que tout ce que nous avons dit puisse s'appliquer à l'un et à l'autre sexe, il nous reste cependant à présenter encore quelques réflexions touchant la première éducation physique à donner au sexe féminin. Ce n'est guère qu'à trois ou quatre ans que l'on peut apporter dans l'éducation des enfans quelques changemens respectifs, que la nature réclame encore moins que nos institutions. Les enfans des deux sexes ont sans doute des goûts propres qui les distinguent, mais encore l'exemple influe beaucoup sur leur détermination. Il n'est point rare de voir des petites filles montrer dans leurs amusemens les mêmes goûts que les petits garçons : mais de bonne heure les mères se croient obligées de provoquer chez elles des habitudes qui se rapportent à la destination de leur sexe.

En raison de la docilité des petites filles, on peut user à leur égard de plus d'autorité : et c'est d'après cela même qu'elles deviennent plus vigilantes et plus laborieuses. Il est nécessaire, dit J.-J. Rousseau, de les exercer de bonne heure à la contrainte, et de les tenir dans une gêne sévère, puisqu'elles seront toute leur vie asservies aux exigences de la

bienséance. Si ce précepte, déduit de la condition
naturelle des femmes, est bon en morale, son application serait souvent funeste à la santé. Je dirai au
contraire que les petites filles n'ont pas assez de
cette liberté nécessaire à l'enfant. A Sparte, pendant toute l'enfance, les deux sexes recevaient la
même éducation. Chez les nations, dans les contrées et même dans les familles où l'éducation des
filles est la même que celle des garçons, les femmes
sont plus fortement constituées. C'est ordinairement dans les classes les plus affranchies de nos
institutions sociales qu'on rencontre les plus robustes et les plus belles. Nos villageoises et les simples bourgeoises, qui ne reçoivent tout juste et que
tardivement l'éducation nécessaire à leur condition, sont en général d'une meilleure constitution
que les femmes du grand monde, qui, petites filles
encore, étaient de véritables merveilles, et se dis-
tinguaient déjà par leur habileté, la variété de
leurs connaissances et leurs manières élégantes.

D'après les devoirs que les femmes sont appelées
à remplir dans la société, leur éducation doit être
moins variée que celle des hommes, et plutôt for-
mée par l'exemple, au sein des habitudes domestiques, que dans des institutions spéciales. Toutes
les mères cependant ne sont point capables de diriger l'éducation de leurs filles : et telle, quoique
bonne, sera souvent exigeante, capricieuse, et, sans
le vouloir, un véritable tyran pour son enfant.
L'on concevra facilement combien un caractère

versatile doit influer sur les habitudes et la direction de l'esprit d'un enfant.

Si dans l'éducation domestique les petites filles
avaient toujours les mêmes exemples, et si elles
étaient dirigées selon les mêmes préceptes, on
n'aurait point lieu de dire aussi souvent que les
femmes sont mobiles, irascibles et extrêmes en
tout. Il est assez ordinaire qu'un enfant qui copie
les actions de sa mère, finisse par lui ressembler
dans ses habitudes. Cette contagion de l'exemple
est si évidente, qu'on peut demander lequel vaudrait mieux que les petites filles fussent élevées par
la mère ou par le père. Sans trancher la question,
j'observerai seulement que telles dont l'éducation
a été dirigée par les hommes ne sont point les
mêmes que celles qui ont été élevées par les femmes.
En général, les premières sont moins mobiles; dans
leurs actions il y a plus d'aplomb que d'élégance,
leurs goûts ont plutôt pour objet des choses solides
que des futilités, elles parlent moins et plus sensément, elles sont plus modestes, ont des mœurs plus
simples, et j'oserais même dire qu'elles ont des
principes de morale plus solides.

L'éducation domestique serait, sous tous les
rapports, la plus avantageuse, si elle était habilement dirigée. Dans les dernières classes de la société, pendant les premières années qui suivent l'âge
du berceau, comme aucune contrainte ni aucune
règle ne vient s'opposer aux inclinations naturelles
des enfans, les petites filles y sont plus dévelop-

18

pées que celles du même âge qui sont soumises à une éducation toute spéculative. Je voudrais donc que jusqu'à six ou sept ans on les abandonnât entièrement à elles-mêmes, et que toutes leurs actions n'eussent d'autre but que les amusemens de cet âge.

Toute contrainte qui a pour objet d'accoutumer de bonne heure les petites filles à un travail sédentaire, et à une retenue qu'on aime à voir en elles, ne peut que nuire au développement des puissances locomotrices. L'on doit blâmer surtout les mères ou les institutrices qui exigent de la part des enfans un repos absolu de plusieurs heures, et qui, pour donner quelque apparence de nécessité à cette contrainte, leur imposent quelque tâche longue ou difficile. Dans les conditions les plus élevées de la société, les petites filles sont en général trop retenues, et participent trop peu aux exercices du dehors. Si le mode d'éducation qui les prend dès le berceau tend à leur perfection morale, il nuit trop souvent à la perfection physique qui devrait être l'objet principal, chez un sexe dont les talens et les connaissances ne vont jamais au-delà de l'agréable.

Douées de beaucoup d'imagination et d'un esprit très-actif, les petites filles sont dès-lors susceptibles d'acquérir, dans un temps donné, plus que les garçons de même âge. Avec de telles dispositions, l'on pressent combien il est facile d'exalter en elles toutes les facultés instinctives, et de décider ces diathèses nerveuses, si communes parmi les femmes du monde, et presque inconnues chez celles dont l'existence s'éloigne peu de l'état naturel. L'exercice trop précoce des sens, par l'étude des beaux arts, influe peut-être encore davantage sur cette modification organique que l'exercice de l'intelligence. Il importerait donc beaucoup que le temps fût habilement partagé entre les différens genres d'étude et les exercices corporels; l'on verrait peut-être moins de femmes tourmentées par les maladies nerveuses de toute espèce, qui sont presque l'apanage exclusif de celles dont le cercle des occupations est très-borné (1).

---

(1) Moins les systèmes de la locomotion entrent en exercice, plus le genre nerveux est irritable. Les femmes qui sont assujetties aux travaux journaliers des champs ne connaissent point les maladies nerveuses. Ces maladies, au contraire, deviennent d'autant plus nombreuses, qu'on avance dans les classes privilégiées de la fortune. Mais nulle part elles ne se présentent plus fréquemment que dans les communautés religieuses, où tous les exercices consistent en pratiques de dévotion, en actions mystiques et contemplatives. Jamais on ne vit nos paysannes laborieuses commettre les extravagances des religieuses de Loudun, ni les laitières de la banlieue de Paris aller danser dans le cimetière de St-Médard.

ARTICLE VII.

Des Châtimens et des Punitions considérés dans leurs rapports avec l'hygiène des enfans.

C'est une maxime incontestable, comme l'a avancé Rousseau, que les premiers mouvemens de la nature sont toujours droits. Il n'y a point de perversité originelle dans le cœur humain. La seule passion naturelle à l'homme est l'amour de soi-même; et jusqu'à ce que l'enfant puisse être guidé par la raison, il ne fait rien par rapport aux autres, mais tout par rapport à lui-même; conséquemment, il ne fera rien que de bien, ou il peut faire beaucoup de mal sans mal faire; parce que la mauvaise action dépend de l'intention de nuire, et qu'il n'aura jamais cette intention.

Dépourvu de toute moralité dans ses actions, l'enfant ne peut rien faire qui soit moralement mal, et qui mérite ni châtiment ni punition sévère. Partant de ce principe, toute correction infligée par voie de fait est un crime de lèse-humanité. Cependant c'est le moyen le plus ordinaire : on donne des tapes à l'enfant, on le fouette, on lui applique des férules ou on le bat tout-à-fait.

Quelque légitimes que soient les raisons qu'on a de battre un enfant, ce n'est jamais le fait de la tendresse paternelle ni celui de la sollicitude des maîtres. Malheur à celui dont la naissance est importune ! sous prétexte de correction, il aura à supporter les plus durs traitemens s'il a une mère irascible. L'action la plus innocente deviendra souvent aux yeux de celle-ci un crime impardonnable que la jeune créature expiera par tous les genres de punition. Ou bien ce sera un père, irrité par la plus légère faute, qui frappera avec la violence d'un forcené. Ce ne sont point là des suppositions gratuites, ce sont des faits qui malheureusement se représentent trop souvent dans certaines classes de la société. Il est à ma connaissance intime que quelques enfans ont été ainsi victimes de la haine de leurs parens. Une petite fille, née avec la plus heureuse conformation, est devenue tout-à-fait bossue, tant cette malheureuse enfant a été battue par sa propre mère. Un petit garçon a reçu tant de coups sur la tête qu'il est devenu complétement idiot. Les parens qui exercent de pareilles actions sur leurs enfans sont peut-être plus à plaindre que répréhensibles, dès-lors qu'ils méconnaissent les devoirs importans de la paternité.

Pourquoi les devoirs vers l'objet principal du mariage ne sont-ils pas retracés à ceux qui s'unissent pour la vie ? Lors de la bénédiction nuptiale, on ne manque point de vanter la sainteté des liens conjugaux, et de dire que la première vertu des époux est la foi de leur serment. La poésie, dans un brillant épithalame, emprunte bien les allégories les plus ingénieuses pour faire allusion au bonheur des époux; mais je ne vois point que nulle part on leur dise, vous aurez des enfans, puissiez-vous avoir pour eux une sollicitude aussi vive que le sentiment qui aura décidé leur existence; ou que vos soins soient les mêmes que ceux que prodigue la tendresse et l'amour maternel. Il n'y a que l'idée d'autorité absolue, que les parens croient avoir sur leurs enfans, et le prétexte de leur intérêt, qui puissent porter quelquefois à les maltraiter. Quoi! un pouvoir mal interprété et de vains prétextes justifieraient des abominations et souvent des atrocités, et l'on n'aurait point le droit de veiller au salut des enfans aussi-bien dans le sein des familles que dans les institutions! Un innocent sera meurtri et toute protection lui sera interdite, tandis qu'un lâche pourra sévir contre l'honnête homme qui ne l'aurait touché que du bout du doigt!

Il y a bien peu de mères qui ne donnent à l'enfant une chiquenaude, une tape sur les mains ou sur la figure. Quand ces corrections sont légères et qu'elles n'ont d'autre but que de mettre un terme à sa mutinerie ou de lui faire sentir qu'il a mal fait, elles sont tout-à-fait sans conséquence. Mais il n'en est plus ainsi quand on frappe fortement l'enfant: alors on le voit devenir pourpre, sa poitrine se gonfle, il est comme suffoqué, il crie et sanglotte. Une mère impatiente, non contente de l'avoir corrigé, veut le faire taire tout de suite; comme si l'expression de la douleur était toujours sous l'influence de la volonté. J'avertis donc ceux qui sont chargés d'élever les enfans, que leurs cris sont souvent involontaires, surtout quand on les a fortement irrités : les sanglots qui surviennent n'étant qu'une succession de mouvemens convulsifs de la poitrine, alors, les *veux-tu te taire*, exprimés avec colère, loin de les arrêter, ne font que les augmenter, par la crainte qu'inspire à l'enfant un ton menaçant.

Dans l'impatience et l'emportement on ne mesure point la force des coups que l'on porte à l'enfant ; et cependant quelquefois avec les intentions les plus innocentes on peut être cause d'accidens graves. On donne un soufflet comme on donne un baiser, sans penser qu'on peut avoir lieu de s'en repentir plus tard. Un enfant donne un démenti à sa mère, il en reçoit un soufflet avec rude force ; aussitôt il se manifeste une hémorrhagie nasale très-abondante. Un autre est devenu sourd d'un côté après une pareille correction. Ces exemples, objectera-t-on, sont si rares, que c'est exagérer le danger de corriger de cette manière les enfans. Ils sont rares, parce que jamais on n'a pensé à en faire un sujet d'observation ; car on se garderait bien d'avouer la véritable cause d'une maladie qui serait le résultat de quelque mauvais traitement.

Le châtiment dont on menace le plus souvent l'enfant, est le fouet. On a peine à concevoir que des mères ne manquent point chaque jour de fouetter une ou plusieurs fois l'enfant qu'elles ont pris en aversion. Si ce moyen de corriger n'était qu'un simulacre, il produirait autant d'effet que lorsqu'il est poussé jusqu'à la violence. Mais trop souvent des parens ou des maîtres ont plutôt une vengeance à exercer qu'un châtiment à administrer. Car peut-on concevoir qu'un enfant puisse commettre quelque faute assez grave pour mériter qu'on le cingle jusqu'au sang avec un genêt vert ou une poignée de verges? Est-ce pour le bien des enfans qu'on les fouette jusqu'à leur enlever la peau des fesses, avec ces mêmes instrumens trempés dans du vinaigre. C'est là un raffinement de cruauté que rien ne peut justifier. De pareils châtimens sont ignorés des Hurons, tandis qu'on en a fréquemment des exemples chez le peuple qui passe pour être le plus doux et le plus aimable.

Laissons, dira-t-on, aux parens le droit de fustiger un enfant indocile, ils ont sur lui une autorité absolue! Oui, quand cette autorité doit se tourner à bien; mais nul ne me persuadera que de telles rigueurs puissent jamais devenir salutaires. Et si l'enfant pour des peccadilles et les raisons de son âge subit de pareils châtimens, la mort est cent fois trop douce pour le scélérat. De semblables traitemens tourneront toujours au détriment du physique et jamais à l'avantage du moral : l'enfant craindra plus qu'il n'aimera ceux qui l'auront maltraité. La raison plus tard lui dictera bien ses devoirs à l'égard de ceux dont il tient l'existence, mais son cœur ne sera point susceptible de ces tendres émotions qui les rendent si précieux. Et vous, parens infortunés, privés des plus douces consolations de la vie, vous finirez sans avoir jamais goûté les fruits de la piété et de l'amour filial !

« Ménagez, conservez, ces êtres animés :
» Nés pour aimer un jour, qu'ils soient d'abord aimés.
» Le plus vif des plaisirs leur donna l'existence,
» Qu'un souvenir si doux attache à leur enfance. »

Saint-Lambert.

La plupart des pédagogues de village conservent encore religieusement l'habitude de punir les enfans en leur donnant dans les mains des coups d'une petite palette de bois, ou d'un martinet de cordes avec des nœuds très-serrés. On dira que cette correction n'a rien de dangereux, et qu'on peut sans inconvéniens donner des férules. J'observerai cependant que les coups de martinet donnés avec force ne vont pas seulement jusqu'à faire pleurer l'enfant, mais la douleur atroce qu'ils occasionnent le jettent dans une sorte de fureur digne de compassion. Sans m'étendre davantage sur les effets immédiats ou consécutifs des férules, je me bornerai à dire que, si je confiais un enfant à un maître, je ne voudrais point qu'il fût puni de la sorte. Laissons aux RR. PP. la férule, sceptre des pédans, pour plier ou redresser leurs néophytes.

Ajoutons encore à ces châtimens corporels l'action de tirer les oreilles, comme le font d'imbéciles précepteurs qui, en traitant d'ânes leurs élèves, commencent déjà par leur allonger cette partie. Qu'il me suffise de dire qu'un châtiment de ce genre n'est pas toujours sans danger, et qu'on ne peut point exercer des tiraillemens sur une partie aussi sensible et aussi délicate que l'oreille, sans s'exposer à produire quelques dérangemens organiques. Je n'affirmerai point qu'une surdité subite survenue à un enfant de dix ans, immédiatement après une pareille correction de la part d'un maître violent, ait été occasionnée par cette action brutale, mais je suis fortement autorisé à le croire (1).

Tout châtiment corporel par voie de fait est aussi nuisible à la perfectibilité physique que contraire à la perfection morale. La raison ou le prétexte de l'intérêt de l'individu peuvent bien justifier l'autorité paternelle et la rigueur d'un pédagogue; mais l'une et l'autre n'en sont pas moins tyranniques dès-lors qu'elles sont exercées envers un être dont les actions sont dépourvues de moralité. L'en-

---

(1) Il n'est pas impossible qu'une forte traction de la conque, dont le cartilage n'est point susceptible d'extension, ne puisse point déranger la connexion naturelle des osselets de l'ouïe. Beaucoup de chiens deviennent sourds en subissant la coutume barbare de leur arracher les oreilles au lieu de les leur couper.

fant est naturellement dyscole , vouloir le soumettre aux obligations de l'être moral avant qu'il soit le premier juge de ses actes est une ineptie. L'enfant ne doit pas plus être responsable de ses actions, ni passible de ses fautes, que l'étranger qui ne connaît point les lois d'un pays. Malheureusement il n'est point permis aux esprits vulgaires de mettre à profit cette belle maxime de l'auteur de l'*Émile* : qu'il ne faut jamais infliger aux enfans le châtiment comme châtiment, mais qu'il doit toujours leur arriver comme une conséquence de leur mauvaise action. On est loin de connaître ou de suivre cette maxime ; et il est toujours plus facile de frapper que de raisonner.

A l'égard des punitions par privation ; les unes sont tout-à-fait innocentes , et peuvent être d'un puissant secours dans l'éducation physique et morale ; mais il n'en est point ainsi de celles qui dérivent de besoins essentiels. On doit blâmer surtout cette manière barbare de corriger les enfans en les privant tout-à-fait de nourriture. C'est moins là une punition qu'on inflige qu'une cruauté qu'on exerce ; car il n'est point de besoin plus impérieux que la faim. Croirait-on cependant que des parens oublient les devoirs les plus sacrés de l'humanité, jusqu'au point de renfermer les enfans , et de les laisser quelquefois vingt-quatre heures sans aucun aliment.

Enfin que doit-on penser de ces punitions, en usage dans quelques écoles, condamner les enfans à

rester plusieurs heures à genoux, et les obliger quelquefois à étendre les bras ? Ces postures sont plus
que fatigantes , elles sont même cruelles pour peu
qu'elles se prolongent. Bien d'autres pratiques plus
ridicules encore sont religieusement observées par
quelques instituteurs dévots, gens ordinairement
fort ingénieux en fait de punitions et de châtimens. Après tout, je demande si les enfans qui ont
été assommés de coups , meurtris par les férules,
maigris par les jeûnes, et humiliés par les péni-
tences, deviennent des hommes meilleurs et plus
robustes.

ARTICLE VIII.

Des habitudes incommodes et pernicieuses que peuvent contracter les enfans, considérées sous le rapport de l'hygiène.

Vainement l'on chercherait à savoir comment beaucoup d'enfans contractent certaines habitudes vicieuses, qui influent plus ou moins sur leur manière d'être. Les uns montrent des appétits bizarres qui se conservent plus ou moins de temps; d'autres, soit par la négligence des parens, soit d'après une disposition naturelle, contractent l'habitude de satisfaire à des besoins incommodes dans les momens les plus importuns. Quelques-uns enfin se livrent à des attouchemens d'autant plus dangereux qu'ils excitent certains organes, et éveillent leur action long-temps avant que la nature doive les solliciter. Chacune de ces habitudes est trop importante dans ses conséquences pour ne point mériter un examen spécial.

Rien de plus surprenant que de voir des enfans avec des appétits dépravés, et rechercher avec avidité certains mets ou assaisonnemens dont la saveur n'est point supportable à l'état simple. Nous en voyons qui mangent le sel à poignée, et boivent le vinaigre en grande quantité. Ces substances éminemment irritantes et corrosives ne sauraient être ingérées long-temps sans danger dans des estomacs délicats. Quelques faits particuliers m'ont mis à même de reconnaître que de pareilles habitudes nuisent toujours au développement des individus, et les réduisent à un état de maigreur extrême. Dans tous les cas ces appétits ne peuvent se tourner qu'au détriment de l'enfant; il est toujours prudent de ne point les satisfaire, et de chercher à les anéantir quand ils sont décidés.

Depuis l'époque du maillot jusqu'à un certain âge, il est des enfans qui conservent l'incommodité de faire leurs déjections au lit. Outre les inconvéniens de la malpropreté, cette habitude n'est pas toujours sans danger. Quand elle n'est point entretenue par quelque vice d'organisation, on peut la faire cesser par des précautions bien dirigées; et l'on y parvient en plaçant l'enfant sur le siége tous les soirs avant le coucher. Les premiers essais seront peut-être sans effet; mais l'enfant finira par satisfaire ainsi à ses besoins, et cessera de se salir au lit.

Cependant il n'en est point toujours de même des incontinences d'urines que les enfans ont pendant la nuit. Quelques-uns conservent cette incommodité jusqu'à l'âge de puberté, et même il en est qui ne la perdent jamais. Il ne faut point attribuer cette infirmité, comme les parens et les maîtres le croient trop souvent, à une sorte de paresse de la part de l'enfant. Pour se convaincre que la volonté n'y est pour rien, il suffit de savoir que le sommeil chez l'enfant est très-profond, et que le besoin d'uriner n'est pas suffisant pour le réveiller; et quand même il serait averti de ce besoin, l'émission des urines a lieu involontairement aussitôt qu'il se fait sentir. Les parens, par ignorance de cause emploient les corrections, quand l'enfant est tout-à-fait innocent. Comme ces moyens ne réussissent point ordinairement, on épuise ensuite toutes les recettes des commères et des charlatans, mais toujours sans succès. J'ai vu des imbéciles en pareil cas, faire manger aux enfans, des rats, des serpens, et des crapauds cuits au four, ou employer mille autres recettes plus ridicules et plus dégoûtantes encore.

Ce n'est point en fouettant l'enfant, ni en lui faisant prendre tous les spécifiques renommés qu'on peut remédier à ces incommodités. Ce ne serait point sans danger non plus qu'on mettrait en usage pour les petits garçons ces instrumens appelés constricteurs de l'urètre. Le moyen le plus raisonnable à employer en pareil cas est de réveiller l'enfant une ou deux fois dans la nuit au moment où il a besoin de pisser, ce qui est facile à savoir quand on veut s'en donner la peine. En s'assujettissant à cette précaution pendant quelques nuits seulement, on finira par l'accoutumer à se réveiller de lui-même pour satisfaire à ses besoins.

On ne sait point comment quelques enfans, même de l'âge le plus tendre, contractent l'habi-

tude d'attouchemens aux parties génitales. Sans
que ces parties soient susceptibles d'un véritable orgasme, il faut qu'elles soient douées déjà
d'une sorte de sensibilité spéciale pour solliciter
l'enfant à des actes tout-à-fait automatiques. Je
vois dans ce moment deux enfans, l'un de quinze
et l'autre de trente mois, qui aussitôt qu'ils sont
abandonnés à eux-mêmes portent la main à leurs
parties génitales. Cette habitude à laquelle les parens n'attachaient d'abord aucune importance , est
cependant devenue pour ces jeunes créatures la
cause d'une maigreur extrême quoiqu'elles soient
bien portantes du reste. On ne saurait faire cesser
trop tôt cette habitude qui devient de plus en plus
impérieuse avec l'âge : en voici un exemple trop
remarquable pour ne point le rapporter ici.

Une petite fille est restée jusqu'à trois ans chez sa
nourrice, où elle a contracté l'habitude de se toucher; et vainement ses parens ont eu recours à tous
les moyens imaginables pour détruire cette funeste
inclination. Arrivée à sa sixième année cette malheureuse enfant est réduite à l'état le plus déplorable ; il ne se passe point de jour qu'elle ne soit
prise d'une sorte de fureur utérine. Malgré la plus
grande surveillance, elle se dérobe et se cache pour
satisfaire sa passion ; elle tombe ensuite dans une
sorte de mélancolie, pleure et sanglotte sans motif
réel. Cette espèce d'utéromanie est encore plus
impétueuse au lit que partout ailleurs, toutes les
précautions et tous les moyens les plus habilement

calculés ont été encore infructueux, et je suis
même persuadé qu'il n'y aura que le sentiment
de la honte, quand il sera possible de le réveiller dans l'esprit de cette enfant, qui pourra
triompher de cette malheureuse habitude. On
sent combien il importe de mettre de bonne heure
un terme à cette fâcheuse inclination, soit par
l'idée de la malpropreté qu'on inculque à l'enfant, soit en retenant ses mains pendant la nuit à
l'aide de mitaines ou de bracelets fixés à la hauteur
de la poitrine. Mais comme il vaut mieux encore prévenir le mal que de savoir y remédier
quand il existe, je crois alors qu'il n'est point
inutile d'observer que cette funeste habitude reconnaît souvent pour cause dans le premier âge les
attouchemens inconsidérés de la part des nourrices ou des bonnes, qui, pour amuser ou faire rire
l'enfant, lui chatouillent le ventre, les fesses et les
parties génitales. Les sensations que produisent ces
sortes de caresses ne peuvent-elles pas provoquer
l'enfant à se les procurer lui-même ?

En acquérant par l'éducation la conscience de
son être, l'enfant acquiert presque en même temps
celle de son sexe. Quand celle-ci est le résultat
d'une instruction de la nature et la conséquence
de l'action des sens sur l'imagination, elle est tar-
dive; tandis qu'elle est précoce si elle provient de
la curiosité satisfaite. D'après nos institutions il est
presque impossible que l'enfant puisse conserver
long-temps son ignorance à ce sujet. Ceux même

19

qui l'entourent ne la respectent pas toujours, et cherchent au contraire souvent à la détruire par des conversations indiscrètes ou des exemples de corruption.

Dans les dernières classes de la société, où les enfans seréunissent plus souvent entre eux, les plus savans instruisent bientôt ceux qui sont ignoranset les initient à leurs coupables mystères. Je connais un petit garçon de huit ans qui ferait honte au plus grand libertin, et une petite fille de six ans qui serait capable de faire rougir la plus fameuse débauchée. Où ces malheureux enfans ont-ils puisé les principes d'une pareille corruption, si ce n'est dans les conversations obscènes et dégoûtantes de ces jeunes bandits du peuple, qui déjà, à l'âge de l'adolescence, sont familiers avec tous les genres de débauches. Dans cette partie de la société qui honore le genre humain par ses vertus, quoique les enfans aient des exemples propres à former leur cœur, et qu'ils n'entendent qu'un langage épuré, on ne peut pas toujours les préserver des entretiens dangereux d'une bonne, d'une servante ou d'un valet.

Nulle part aussi les enfans ne sont plus faciles à corrompre que dans les pensions ou les colléges ; avant même les premiers mouvemens de sensibilité naissante, l'enfant a appris de l'adolescent ce à quoi la nature l'a destiné. Dans un établissement qui porte le titre de séminaire, je sais que pendant long-temps les élèves se livraient à la débauche la plus effrénée : les plus petits servaient de mignons aux plus grands, et ainsi se perpétuait un vice aussi affreux que pernicieux dans ses effets. Au nombre des causes qui réveillent l'imagination chez les enfans, ajoutons encore la lecture des livres licencieux et obscènes : car il est bien peu d'écoliers qui à douze ans n'aient pas lu l'Ode à Priape. Malgré la plus grande vigilance, il est peu de col-léges qui ne récèlent quelques livres d'un genre érotique.

Oserons-nous le dire aussi, que des confesseurs ne savent point toujours respecter l'innocence de leurs jeunes pénitens, et que, par des questions que ne peut point avouer la morale ni excuser leur pouvoir discrétionnaire, ils leur apprennent ce qu'ils ne savaient point. Pour trouver un pécheur, on fait naître souvent des idées dangereuses dans l'esprit de vingt innocens. Tout le bien que peut produire chez l'un une morale justement appli-quée, ne saurait entrer en compensation avec le mal que peut produire un zèle scrutateur, qui, après tout, n'entre point dans l'esprit de la religion.

L'intelligence qui devance les sentimens naturels ne reste point toujours passive. Chez l'enfant, toute idée acquise conduit promptement à des actes ré-pétés si l'attente est satisfaite par l'épreuve. C'est là la conséquence la plus ordinaire de l'instruction de l'enfant sur la conscience de son sexe. Malheu-reusement il est presque impossible de le garantir contre cette instruction accidentelle, et encore plus peut-être d'en prévenir les effets; toutes les précautions et les mesures vulgaires sont plus à craindre encore qu'une négligence absolue.

Par une vigilance continuelle, une attention trop soutenue et des ménagemens trop affectés, on manquera plus souvent qu'on atteindra le but qu'on se propose. L'enfant ne perd rien de ce qui se passe autour de lui, et son esprit deviendra d'autant plus actif qu'il se verra l'objet d'une surveillance quelconque. Croit-on que cette mesure de discipline qu'on observe dans quelques institutions, de faire la revue des dortoirs pendant la nuit, pour voir si tout est dans l'ordre, soit un moyen sûr pour empêcher les élèves de se livrer à la funeste habitude des attouchemens ? Cette vigilance est plus qu'inutile, elle est même préjudiciable, dès-lors qu'elle ramène dans l'esprit des individus une idée qui était absente, et donne carrière à l'imagination de ceux qui pouvaient d'abord en ignorer le motif.

Rien de plus absurde encore que cette coutume, qui a été introduite dans quelques maisons religieuses du sexe féminin, de ne point souffrir que les élèves dorment sur le dos : une inspectrice nocturne réveille et réprimande fortement celle qui se trouve dans cette position. Je ne vois point si une pareille mesure est à l'avantage de la morale ou si elle tourne au bien physique ; mais ce qu'il y a de bien certain, c'est que les réflexions qu'elle suggère à l'élève sont plus propres à détruire qu'à conserver son innocence, le plus précieux apanage du jeune âge.

Il est encore des habitudes qui influent plus ou moins sur la santé des enfans, mais qu'on ne saisit point toujours; ou quoique évidentes, on n'y attache aucune importance : la succion est une des plus fréquentes. Beaucoup d'enfans sucent un de leurs doigts, ou quelque autre corps qu'ils interposent entre leurs lèvres; c'est surtout au lit et même pendant le sommeil qu'ils se livrent davantage à cette habitude. Les mouvemens des lèvres, déterminés par la présence des corps étrangers, excitent les glandes salivaires, et l'enfant avale sans cesse tout le fluide quelles sécrètent; et l'estomac s'en trouvant bientôt surchargé, alors surviennent des vomissemens spontanés, et l'enfant rend des flumes, comme le disent les nourrices. Outre cela, la salive, par ses qualités laxatives, occasionne des diarrhées colliquatives, qu'on pourrait attribuer à toute autre cause. Ces dérangemens des voies digestives ne sont point les seuls accidens qui résultent d'une salivation occasionnée par l'habitude de la succion, mais cette sécrétion contre nature est pour l'enfant ce que le ptialisme est pour l'adulte : elle peut produire l'amaigrissement et la consomption.

ARTICLE IX.

*De quelques Cérémonies et Coutumes religieuses,
dans leurs rapports avec l'hygiène des enfans.*

Ce ne serait point une inutile recherche que
d'examiner quelles sont les religions les plus propres à perfectionner l'homme, puisque toutes
n'ont été établies que pour la civilisation et l'intérêt de l'humanité. Mais telle est la destinée de
toutes les institutions morales, d'être modifiées,
changées par les révolutions des peuples, et tra-
vesties par les fausses interprétations et les passions
des hommes.

Toutes les religions ont subi leurs révolutions
comme tout ce qui est de création humaine, et
aucune même de celles professées par les peuples
civilisés n'est plus entièrement conforme à son
code primitif. L'intérêt privé, qui tend sans cesse
à se substituer à l'intérêt général, a toujours su
éluder les lois et les dogmes qui contrariaient l'esprit de domination, en donnant en même temps
plus d'extension à tous ceux qui favorisaient ses
projets d'envahissement. Aussi, il n'est point jusqu'à la religion révélée qui ne commande de sacrifier tous les avantages de ce monde pour mieux
s'assurer la vie future, comme étant la seule véritable. En y réfléchissant, tous les dogmes qui dé-

coulent de ce principe ne sauraient être d'accord avec le bonheur physique ou celui de ce monde. A peine l'homme est-il né, qu'il cesse d'être l'être de la nature, on pense déjà à lui ouvrir la voie du salut; et pour qu'il vive sous l'empire de la religion de ses pères, on le fait juif, chrétien ou musulman.

La cérémonie religieuse la plus ancienne à laquelle sont soumis les nouveau-nés, est la circoncision. Tout porte à croire cependant qu'elle fut plutôt instituée comme un précepte d'hygiène que comme un acte religieux : du moins chez les Égyptiens, auxquels elle est attribuée. Selon Hérodote et Diodore de Sicile, c'était une affaire d'usage de propreté et de santé. Ce qui semble être en faveur de cette opinion, c'est que chez les anciens Hébreux la loi n'avait rien de particulier ni sur le ministre ni sur l'instrument de la circoncision. Le père de l'enfant, un autre parent ou un chirurgien pouvait faire cette cérémonie. Séphora, femme de Moïse, circoncit elle-même son fils Éliézer. Mais il n'en est plus ainsi chez les Juifs modernes, les Turcs, les Persans et les Arabes, qui, ayant fait de la circoncision un acte religieux, la pratiquent à un âge fixe et avec tout l'appareil d'une cérémonie pieuse.

De quelque manière que l'on considère la circoncision, elle n'en est pas moins un acte cruel, et une violation de la plus sainte des lois de la nature. Quoi! c'est au nom d'un Dieu de paix et de miséricorde qu'on ose mutiler un innocent, et que l'homme porte une main homicide sur son semblable! Comme précepte d'hygiène les avantages de cette pratique sont tout-à-fait illusoires; car nous ne voyons point que les circoncis soient plus exempts de maladies que ceux qui ne le sont pas.

Ce ne serait donc que quelques raisons de propreté qui pourraient donner une apparence de nécessité à cette pratique. Chez les enfans, le gland est habituellement recouvert par le prépuce, et il se ramasse entre ces parties une espèce de segma âcre et irritant qui quelquefois occasionne un prurit incommode qui peut donner lieu à un écoulement muqueux abondant. Mais ces légers accidens peuvent être facilement prévenus par les plus simples précautions et quelques soins, qui ne sont pas moins indispensables aux circoncis qu'aux autres. On peut donc en conclure que la circoncision, comme précepte d'hygiène ou moyen de propreté, n'offre pas assez d'avantages pour penser qu'elle puisse être une pratique utile et salutaire.

Mon respect pour les choses sacrées m'interdit toute espèce de réflexion touchant les influences de la cérémonie du baptême sur la santé des enfans; mais quant aux circonstances qui la précèdent ou la suivent quelquefois, il n'est point inutile de les faire connaître. Ce ne sont point des avis que je donne, mais seulement des observations que je présente, et dans l'intérêt de cette partie de la société qui vit disséminée dans les campagnes.

Tous les enfans qui naissent loin de l'église où ils doivent recevoir le baptême, y sont portés dans les premiers jours qui suivent leur naissance, et souvent avec une si grande négligence de précautions que leur santé en est compromise. Le déplacement de l'enfant qui vient de naître, les secousses qu'il éprouve, l'impression du froid dont on ne peut point toujours le garantir, et le temps qu'il reste quelquefois sans prendre de nourriture, sont autant de circonstances qui peuvent déranger l'harmonie de ses fonctions. Ne serait-il pas possible de concilier ce devoir religieux avec les précautions que réclame la fragilité du nouveau-né? Oui sans doute, avec des ministres dont le zèle serait tempéré par la charité chrétienne : mais l'ardeur de l'un fait souvent oublier l'autre.

J'ai connu des curés de village qui exigeaient que l'enfant fût présenté aux fonts baptismaux dans les vingt-quatre heures, sous peine de n'être point admis au rang des heureux en cas de mort. Dès-lors il n'y a plus d'obstacles qui puissent dispenser d'un devoir qu'impose une pareille exigence. Ce n'est point là, ce nous semble, le véritable esprit de la religion : et les pères de l'Église, ayant prévu que l'homme pouvait naître loin du véritable sanctuaire, ont décidé que tout chrétien pouvait, au besoin, administrer le baptême. Dans certaines circonstances on pourrait donc en agir de même à l'égard des enfans, sauf ensuite à avoir recours à la cérémonie sacramentelle. Il serait à désirer

que les curés de campagne n'obligeassent point
leurs paroissiens qui sont à quelques lieues de
distance, à déplacer les nouveau-nés pendant des
temps froids et rigoureux.

Qu'il me soit permis encore de présenter quelques réflexions sur l'influence de certaines coutumes religieuses observées à l'égard des enfans.
Ce n'est point des actions votives en elle-mêmes
que je veux parler, mais de toutes les pratiques
qui y sont attachées et des circonstances qu'elles
font naître.

Il est bien peu de provinces, de contrées même,
qui n'aient quelque saint en vénération, et qu'on
intercède pour le salut de l'enfant malade ou non
malade. L'enfant qui est l'objet de ces vœux est
toujours conduit à la chapelle votive, ou dans le
sanctuaire des miracles. Des parens dont la piété
et le zèle sont sans cesse allumés par la tendresse
paternelle, franchissent de longues distances pour
présenter l'objet de leur sollicitude au saint qui a
été choisi.

C'est quelque chose d'admirable à voir que ces
caravanes de paysans qu'on rencontre à certains
jours de l'année, dans quelques contrées de la
France. Là, c'est saint Eutrope, dont la fontaine
fournit une eau glaciale qu'on fait boire aux enfans exténués de chaleur; ici c'est saint Remi, où
l'on vient les baigner dans une eau bourbeuse et
très-froide quand leur corps est tout en sueur;
ailleurs c'est saint Étienne, l'Esculape de la hiérar-

chie sacrée; on y apporte des enfans de vingt lieues, et le plus grand nombre, pour y arriver, sont obligés de traverser des contrées marécageuses et malsaines, sous les rayons brûlans du soleil de la canicule. Ainsi les malheureux enfans reviennent souvent sous le toit paternel avec les préludes d'une maladie mortelle, résultat des imprudences des parens et des fatigues du voyage. Je sais une chapelle placée au milieu d'un étang, mais qui au mois d'août, après le retrait des eaux, ne se trouve plus que sur une vaste plage marécageuse : les voyages qu'on y fait alors coûtent peut-être la vie à la moitié des enfans qu'on y conduit de toute part. Tel est cependant l'empire de l'habitude, qu'il aveugle les hommes sur leurs plus chers intérêts. Et quand bien même l'on aurait reconnu les funestes effets de ces coutumes, qu'aucun motif de dévotion ne saurait faire regarder comme nécessaires, on se garderait bien de les signaler, et encore moins de les faire cesser. Trop d'intérêts seraient compromis; les marchands et les mendians n'y trouveraient plus leur compte, aussi-bien que les curés, qui ont toujours le talent de convertir en sinécure l'église ou la chapelle dont le patron est en grande renommée. Voilà la cause et le mal, mais il ne m'appartient point de proposer le remède.

Jusqu'à quel âge peut-on dispenser les enfans d'observer le commandement de l'Église : *Quatre temps, vigiles jeûneras, et le carême entièrement?* Je pense que l'enfant peut être dispensé du jeûne tant qu'il n'est point capable de sentir l'importance du motif divin qui impose telle ou telle observance agréable à Dieu. D'ailleurs, il n'entre point dans l'esprit de l'Évangile d'interdire le nécessaire, mais seulement le superflu. Et l'Église veut moins des souffrances que des mortifications. Ce serait donc méconnaître la charité de l'une et la tolérance de l'autre, que d'assujettir les enfans au jeûne.

FIN DE LA DEUXIÈME PARTIE.

APPENDICE.

De la Médecine considérée dans ses rapports avec l'hygiène des enfans.

§ Ier.

Avant de considérer la médecine des enfans comme partie d'une science rationnelle, je présenterai quelques réflexions sur l'empirisme populaire, auquel le plus grand nombre est soumis.

Si l'importance des individus était relative à leur âge, l'on concevrait facilement pourquoi les enfans malades sont plus souvent confiés aux charlatans mercantiles qu'à des hommes éclairés de l'art. Dans les localités où il n'y a point de médecins, il est facile de concevoir que la médecine des enfans ne peut pas être autre qu'une médecine d'inspiration de la part de ceux qui les entourent; mais ce qu'il y a de bien surprenant, c'est que même dans les villes, où toutes les ressources de l'art de guérir sont réunies, la médecine des enfans appartient à des commères, des épiciers, des droguistes et à des pharmaciens, plutôt qu'à des médecins. Dans les grandes cités, et notamment à Paris, chaque quartier a quelque boutiquier qui exploite habilement à son profit l'aveuglement des gens du peuple. Un apothicaire, à Orléans, s'est même acquis une sorte de célébrité dans le traitement des maladies des enfans ; et sans jamais avoir quitté son comptoir, on lui a attribué des cures merveilleuses.

Bien que cette espèce d'outrage qu'essuie chaque jour la médecine, d'être taxée d'ignorance absolue sur cette matière, ne soit que le fait de la cupidité, on donne toujours néanmoins quelque apparence de fondement à cette imputation, en alléguant que nous sommes privés des renseignemens que peut nous donner le malade lui-même : comme si ces renseignemens, jugés indispensables pour nous, devenaient de nul effet pour des esprits grossiers.

Cette opinion du vulgaire, que la médecine des enfans ne peut pas être assimilée à celle des adultes, n'est point la seule raison qui le porte à accorder ici sa confiance à un empirique, mais la principale est souvent une raison d'intérêt. Si effectivement nous avons égard à l'état de fortune de beaucoup de familles, nous resterons convaincus qu'elles ne peuvent point toujours appeler ni consulter un médecin. Le plus simple et le moins dispendieux est de réclamer l'avis de celui qui vend le remède, bien persuadé qu'il doit en connaître l'application.

Il est affligeant de penser que beaucoup de parens n'ont que suffisamment d'aisance pour subvenir à leurs besoins journaliers : où il se trouve trois ou quatre enfans, il y en a souvent un de malade. En admettant que pour les uns ou les au-

tres vingt visites de médecin suffisent pour une année, le prix de ces visites ajouté au coût des médi-
camens et aux autres dépenses accidentelles, seront
très-onéreuses si elles pèsent sur un ouvrier ou un
commis à minces appointemens. Voilà tout une
famille qui, de l'aisance où elle était d'abord,
restera tout une année dans une gêne extrême.
Aussi, d'après ce calcul, des parens aiment mieux
laisser leurs enfans sans secours, même au péril de
leurs jours, que de contracter des engagemens qu'ils
ne pourraient remplir qu'avec beaucoup de difficultés. On dira qu'il n'y a point de médecins qui
puissent refuser leurs soins ni leurs avis quand ils
sont prévenus de n'en retirer aucun lucre. J'en
demande pardon au lecteur, il y en a au contraire
fort peu qui veuillent bien se déplacer ou recevoir
chez eux à toute heure ceux dont ils n'ont rien à
espérer ; et la multiplicité des occupations, si elle
n'est pas une excuse réelle, sera du moins l'heureux prétexte qui les en dispensera.

Comment donc obvier à ce vice de nos institutions, qui condamne une partie de la société à mourir faute de soins ? Les hospices et les hôpitaux
ne sont d'aucune ressource pour les enfans reconnus. Comme la tendresse maternelle n'est pas
l'apanage de la fortune, quelque pauvres que
soient les parens, il n'en est point qui voulussent
se séparer de leur enfant malade. Ce n'est pas
non plus des bureaux de charité qu'on doit attendre de grands secours, puisqu'un très-petit nom-

bre de familles y a droit ; et encore il faut savoir
jusqu'à quel point ils sont avantageux, d'après la
manière dont ils sont accordés et administrés à
ceux qui les reçoivent. Après tout, il est donc presque impossible que la médecine des enfans du peuple ne soit point dévolue au charlatanisme populaire.

De ces considérations générales si nous passons
à l'examen des particularités, nous resterons per-
suadés que la médecine populaire des enfans est
tout-à-fait séparée de l'art de guérir soumis à des
règles de certitude. A la plus légère indisposition,
la mère, la nourrice ou la gouvernante spécifie *a
visu* la maladie. Chez nos campagnards, quand les
affections ne se montrent point avec les caractères
qui leur sont propres, toutes sont attribuées aux
vers. A Paris, il y a de plus celles occasionnées
par le travail de la dentition. Un enfant a-t-il des
vomissemens, la diarrhée ou des convulsions ? ce
sont toujours les dents qui en sont cause. Mais
comme ici le vulgaire est toujours plus instruit
qu'ailleurs, il reconnaît que ces phénomènes dénotent une maladie particulière ; aussi n'est-il
point rare d'entendre les mots, *gastrite, entérite,*
et *fièvre cérébrale*, être proférés d'un ton décisif
par une commère.

Comme dans le monde on tient plus à la défi-
nition de la maladie qu'à l'application du remède,
puisque celle-ci ne doit être selon les ignorans
qu'une conséquence naturelle de l'autre, il s'ensuit

que chacun se croit capable de cette application quand le mal est connu ; et comme ici, l'enfant n'a point de volonté, il faut qu'il subisse les épreuves auxquelles on a jugé à propos de le soumettre. La nature triomphe ou l'empirisme échoue : dans le premier cas, c'est un succès ; dans le second, c'est une conséquence inévitable de la maladie. Et voilà comment les parens, dans leur aveuglement, accordent souvent plus de confiance à des commères et des charlatans qu'aux medecins qui ont fait des études régulières. On tient toujours compte aux personnes qui exercent la médecine qui leur est étrangère, des guérisons qu'ils doivent à la bonne constitution des enfans, mais on tait les accidens (1).

Aussi-bien que la médecine rationnelle, la médecine populaire a ses experts pour telle ou telle maladie : mais comme la vente de la drogue est toujours l'objet essentiel, l'avis ne va jamais sans le spécifique. Partout l'on trouve des poudres, des pastilles, des sirops et des élixirs contre les convulsions, la coqueluche et les écrouelles, toujours vendus avec garantie de succès. Il n'est point inutile d'observer que la plupart de ces préparations sont de violens vomitifs ou purgatifs, qui, dans la plupart des cas, ne sauraient être ingérés sans danger. Naguère j'ai vu encore deux malheureux enfans qui ont

---

(1) Gardien, *Traité d'Accouch.*, t. IV, p. 62. — Girtanner, *Traité des Maladies des Enfans.*

failli succomber pour avoir pris chacun la moitié d'un biscuit purgatif qu'on leur avait donné pour leur faire rendre des vers qu'ils n'avaient pas.

Ce serait un livre curieux que celui qui aurait pour objet de mentionner toutes les préparations banales, les remèdes et les préservatifs vendus à l'usage des enfans. L'on verrait qu'on a composé des mixtures pour faire pousser les dents, un baume pour fortifier les jambes et faire marcher plus tôt, une pommade propre à la pousse des cheveux, des emplâtres pour hâter l'ossification du crâne, fermer les fontanelles, des colliers pour prévenir les convulsions, etc. ; moyens sinon dangereux, au moins ridicules, qui d'une part ne prouvent que de la friponnerie, et de l'autre de l'ineptie.

Dans nos cités on met une sorte de pudeur et de réserve à tromper le public ; la supercherie se dissimule sous un langage insinuant et persuasif. Mais il n'en est plus de même dans les assemblées foraines des campagnes : là, la friponnerie se montre sans déguisement ; le charlatanisme y sème avec profusion ses poisons ; aux sons bruyans des trompettes et des timbales, il semble proclamer la sentence de ses victimes.

Je n'entends point parler de ces espèces végétales tout-à-fait innocentes, mais de ces préparations dangereuses vendues sous forme de poudres ou de tablettes, etc., dans lesquelles il entre l'*aloes,* la *coloquinte,* la *résine de jalap,* la *scamonée* et le *mercure*. D'autres fois ce sont des préparations *antimoniales*, et même l'oxide d'*antimoine* pur, vendus sous le nom de *pierre de bile*. Celle-ci est le remède universel et le plus commode. Il suffit de la laisser séjourner quelque temps dans de l'eau ou dans du vin pour donner à l'un ou à l'autre liquide une propriété fortement vomitive et purgative. La *pierre de bile* a des vertus inépuisables : elle passe de famille en famille, de village en village, et après avoir purgé tous les habitans d'une contrée, elle n'a encore rien perdu de ses propriétés. C'est presque toujours à l'intention des enfans que ces remèdes se vendent ou s'achètent ; et ce qu'il y a de plus déplorable, c'est presque toujours pendant les saisons les plus pernicieuses, l'été et l'automne, alors qu'ils sont plus disposés aux maladies des voies intestinales, qu'on leur administre à plusieurs reprises ces remèdes incendiaires et léthifères.

Est-il permis d'espérer que le temps et les progrès des lumières feront justice de l'empirisme déplorable qui s'exerce sur les plus chers intérêts de la société ? Si ce n'était là qu'une conséquence de nos institutions vicieuses, l'on pourrait attendre quelques réformes salutaires à cet égard ; mais le mal semble être attaché à la nature de notre espèce. Parmi les causes qui l'entretiennent, il faut compter l'absence de toute idée de danger et celle des moyens de guérison chez l'enfant malade, qui est tout-à-fait passif alors et sans volonté déterminée, puisqu'il se trouve entièrement sous la dépendance de ceux qui l'entourent.

Mais la cause qui contribue le plus à livrer les enfans à l'empirisme populaire est notre incertitude, moins encore sur leurs maladies que sur les indications à remplir; incertitude que le vulgaire ne manque point de taxer d'ignorance. Bien que cette imputation soit outrée, elle n'est point sans fondement; et ceux des nosographes qui ont voulu venger et soutenir sous ce rapport la gloire de la médecine, sont restés loin du but qu'ils voulaient atteindre. Quoique le flambeau de l'anatomie pathologique ait jeté un faisceau de lumière sur le siége de la plupart des maladies de l'enfance, et qu'il nous ait permis d'en reconnaître la nature, ce n'est encore là qu'un premier pas de fait vers le terme de nos recherches. Cette connaissance ne nous conduit pas directement à celle des indications à remplir. L'expérience a dû convaincre tout médecin éclairé que la thérapeutique des enfans ne peut point être assimilée à celle des adultes, ni se déduire des mêmes circonstances tant qu'analogues. A tous égards quelle différence ne trouvons-nous pas entre les individus des divers âges dans l'état naturel ? et pourquoi ces différences n'existeraient-elles pas dans les cas pathologiques même les plus rapprochés.

§ II.

Moins l'homme s'éloigne de la naissance, plus le cercle de ses maladies se retrécit. La vie de relation et les affections morales ne sont point les seules circonstances qui établissent les différences qui existent entre le cadre nosologique de l'enfance et celui des adultes. La disposition des phénomènes vitaux influe peut-être encore davantage sur le nombre des maladies que toutes les autres causes connues. Chez l'enfant ces phénomènes sont moins dépendans les uns des autres que chez l'individu arrivé au *summum* de son développement. La preuve, c'est que telle lésion qui réveille sympathiquement chez celui-ci une foule d'accidens, n'a souvent qu'un effet local chez l'enfant. Nous voyons des nouveau-nés survivre à d'horribles mutilations (1), qui seraient promptement mortelles

---

(1) Les journaux ont rapporté, il y a quelques mois, qu'un accoucheur avait amputé les deux bras d'un enfant pour l'aider à venir au monde, et que le petit malheureux survivait encore quinze jours après cette double mutilation. Actuellement je donne mes soins à un enfant de quatre mois, du sexe féminin, qui, depuis plusieurs semaines, porte un ulcère gangréneux qui, en moins de trois jours, a détruit toutes les parties comprises entre l'arcade pubienne et la cloison recto-vaginale. On serait étonné de voir que cette enfant, victime de l'incurie d'une nourrice, ne porte point sur sa figure l'empreinte de la souffrance ; elle tète, boit et mange comme si elle était en bonne santé, et cependant elle n'a guère que quelques jours à vivre.

à un âge avancé. Pourquoi en serait-il autrement à l'égard des lésions vitales?

Quoique les maladies chez les enfans soient moins nombreuses, le diagnostic n'en est pas plus facile. Les renseignemens que donne le malade sur le siége de la douleur et sur le sentiment qui la caractérise, peuvent contribuer puissamment à la détermination de notre jugement. L'absence de cette faculté n'est point nulle dans ses conséquences. Nous voulons y suppléer par l'interprétation de signes souvent illusoires ou trompeurs. Rien n'est moins vrai que cette assertion d'un auteur nouveau, que sur la figure des enfans l'instinct écrit ses oracles les plus sûrs et les plus apparens(1); à aucun âge de la vie, les modifications de la physionomie ne peuvent arriver plus promptement et être plus en harmonie avec les changemens intérieurs(2). Il y a trop de mobilité dans les organes et trop d'activité dans les fonctions, pour que les uns et les autres soient modifiés d'une manière constante dans telle ou telle circonstance pathologique. Cependant, en lisant les nosographies, il semble que les maladies y sont décrites avec la même précision qu'on tracerait une figure de géométrie; si l'on met ensuite les faits décrits avec les

(1) Voyez la note précédente.

(2) Eusèbe de Salle, *Traité des Maladies des Enfans,* t. I, p. 44.

faits patens, on ne s'y reconnaîtra plus. L'habitude ici est peut-être moins infaillible que la science. J'ai vu des nourrices et des gardes porter un pronostic plus sûr que le praticien le plus expérimenté, et cependant en ne se déduisant que de certains caractères généraux, beaucoup plus importans que les détails minutieux auxquels les esprits méthodiques attachent tant de prix, quoiqu'ils n'en retirent aucun avantage réel le plus souvent.

Toujours est-il que les maladies de l'enfance sont moins nombreuses que dans les autres périodes de la vie. Mais aussi elles paraissent plus intenses, en raison de la grande activité du principe vital pris dans chaque organe en particulier, et conséquemment leur solution est beaucoup plus prompte. Elles s'annoncent bien rarement par quelques signes précurseurs, elles se montrent subitement et disparaissent rapidement ; ainsi l'enfant passe souvent dans un seul moment des portes de la vie à celles de la mort, *et vice versâ*. Quant à leur durée, elle est d'autant plus courte que les individus sont plus jeunes. La variole, la rougeole, dans les premières années parcourent en moins de temps leurs périodes qu'à un âge avancé. C'est là une conséquence de l'idiocrasie particulière à chaque âge.

Ces considérations sont de la plus haute importance pour l'application de la thérapeutique. Je dirai, avec M. Cruvelhier, que les maladies des

enfans, prises à temps, sont en général plus faciles
à guérir que celles des adultes; que si l'activité de
la nutrition et de tous les mouvemens organiques
rend le désordre bien plus rapide, la même activité rend les remèdes bien plus efficaces (1); mais
aussi, en raison de cette grande activité, il faut être
très-circonspect sur leur administration. Et pour
réduire à la plus simple expression toutes les modifications qu'il convient d'apporter dans le traitement des maladies des enfans, on peut dire qu'il
doit être d'autant moins actif qu'ils sont plus
jeunes.

Un traitement trop actif, soit qu'il tende à atténuer ou à augmenter les forces vitales, n'a pas
seulement l'inconvénient de déranger l'ordre des
opérations de la nature médiatrice, si puissante
pendant les périodes de la croissance, mais il influe quelquefois étonnamment sur la santé future
des individus. Qu'on observe les enfans sur lesquels
on a pratiqué des émissions sanguines abondantes
ou répétées, ils restent long-temps malingres, valétudinaires, pâles, bouffis et comme étiolés.

Pour les cas spécifiés, l'expérience ne nous
a point encore mis à même de déterminer le
mode de médication qui convient le mieux, et
lequel on doit préférer comme devant en espérer
plus de chance de succès. Je ne crains point d'af-

_____

(1) *Méd. pratique*, avant-propos, p. xj.

firmer qu'en assimilant la pathologie des enfans à
celle des adultes, et qu'en déduisant le traitement
des uns de celui des autres, on commettra les erreurs les plus graves. Nous devons un tribut d'é-
loges à la franchise de M. Cruvelhier, qui, pour
me servir de ses expressions, dit avoir été rebuté
de l'emploi des différens modes de traitemens
adoptés de nos jours par la plupart des praticiens.

Je ne serais point éloigné de croire que depuis
la création de la doctrine d'irritation, il succombe
plus d'enfans aux maladies aiguës que précédemment; et il est facile de l'expliquer, si l'on réfléchit
que d'après cette doctrine, qui a été adoptée par le
plus grand nombre des médecins d'à-présent, les
maladies dominantes chez les enfans seraient des
gastro-entérites et des *hydrocéphalites*. Des vomis-
memens et quelques mouvemens convulsifs, accidens fréquens et si faciles à provoquer chez les
enfans, sont très-souvent considérés comme les caractères certains d'une maladie franche et aiguë.
J'ai été étonné quelquefois de la promptitude avec
laquelle un diagnostic a été établi. Un enfant perd
subitement l'appétit, il a des vomissemens, ses
mâchoires se ressèrent et il tombe dans une sorte
de somnolence, en voilà autant qu'il faut pour
déterminer des applications de sangsues et de synapismes. Ces indispositions insolites, quand elles
ne sont point les précurseurs d'une maladie ré-
gnante, ne m'ont jamais effrayé; j'ai souvent vu
dès le lendemain l'enfant avoir recouvré son état

de santé habituel. Dans le cas même de maladie imminente, croit-on qu'en agissant grandement on éloigne le danger ?

M'étant toujours livré particulièrement à la clinique des enfans, l'expérience me permet d'assurer que la médecine expectante rachetait plus de victimes que la médecine spéculative. A l'appui de cette assertion je pourrais invoquer les faits de ma pratique particulière pendant les dernières épidémies de rougeole et de variole qui ont régné à Paris. A l'égard de celle-ci, en 1825, la maladie s'est manifestée chez la plupart des enfans avec les symptômes les plus inquiétans; sur trente et quelques varioleux que j'ai eus à soigner, aucun n'a succombé. Malgré les vomissemens fréquens et souvent opiniâtres, tous les symptômes convulsifs, je n'ai eu recours ni aux sangsues ni aux synapismes, pas plus qu'aux applications réfrigérantes. Sauf quelques légères modifications, tout le traitement a consisté en boisons délayantes ou légèrement diaphorétiques tièdes, données en grande quantité (1), et quelques lavemens émolliens ou laxatifs.

---

(1) Pour établir le diagnostic de quelques maladies, la manière dont les boissons agissent sur l'estomac peut de venir d'une grande valeur. Tous les médecins ont reconnu que, dans les gastro-entérites aiguës, les liquides occasionnaient des vomissemens, et des coliques quand ils franchissaient le pylore. Or, dans les cas où les boissons passent

Une des considérations les plus importantes dans les maladies des enfans est le régime diététique. L'enfant qui prend la mamelle ou qui mange et boit (1), n'est jamais sérieusement malade. Par-

---

sans peine, peut-on admettre l'irritation des voies gastriques? Je ne le pense pas. Dans les fièvres intermittentes et éruptives, par exemple, maladies qui ne sont point considérées comme essentielles par les médecins physiologistes, on peut donner au malade une grande quantité de liquide sans provoquer ni vomissemens ni coliques. Si, pour prouver que dans ces maladies il y a irritation des voies gastriques, l'on alléguait qu'il y a vomissement quelquefois, j'objecterais qu'il n'a lieu qu'au retour de la pyrexie, et qu'il cesse aussitôt que la réaction s'opère; que dès-lors le malade ne vomit plus les boissons qu'il prend. Dans une gastrite véritable, au contraire, les liquides incommodent toujours, ou sont rejetés incessamment.

(1) Je n'entends parler ici que de la soif qui exprime un besoin naturel, et non de cette soif ardente qui est l'effet de la maladie. Il est quelquefois dangereux de satisfaire celle-ci, comme dans les inflammations aiguës des voies digestives (*voy.* la note précédente). M. Cruvelhier dit avoir retiré de bons effets de l'abstinence des boissons dans la maladie qu'il a appelée *désorganisation gélatineuse des intestins* (entérite). Quelques médecins de l'antiquité, notamment Asclépiade, ont vanté l'abstinence des boissons dans beaucoup de maladies. Chez les Indiens, le précepte de n'accorder aucune boisson aux malades est fidèlement observé. Il faut cependant que cette abstinence ait eu des résultats heureux; autrement cette pratique n'eût point traversé tant de siècles, et ne se serait point conservée comme un précepte dans la médecine des Orientaux.

tant de ce principe, l'appétit est ici un avertissement de la nature qu'on ne doit jamais perdre de
vue; c'est un besoin essentiel, pour ainsi dire, qu'il
serait dangereux souvent de ne point satisfaire. Il
ne faut pas comparer la faim de l'enfant malade
à celle de l'adulte malade. Chez celui-ci elle est
presque toujours provoquée par l'idée du besoin,
tandis que chez celui-là, qui ne demande point
avec l'idée de conserver ou de recouvrer ses forces,
c'est véritablement un besoin naturel.

Je dirai enfin qu'il est toujours fort sage de ne
point méconnaître cet avertissement de la nature,
ni de soumettre les enfans à une diète sévère et
prolongée. L'abstinence, alors que le principe de
vie dépense beaucoup, est toujours dangereuse.
Ne pourrait-on pas, sous ce rapport, comparer l'enfant à la brute? L'un et l'autre étant sous la dépendance de l'instinct conservateur, tant que l'a-
nimal mange il n'est point sérieusement malade,
mais aussitôt qu'il refuse tout c'est qu'il n'a besoin
de rien. Les animaux domestiques, que nous voulons assimiler à nous-mêmes quand ils sont malades, au lieu de les guérir nous les tuons souvent
par les jeûnes et les saignées, tandis que ceux qui
vivent dans l'état de nature meurent rarement
de maladie.

§ III.

Outre que la constitution naturelle propre aux
divers âges dispose par elle-même à des affec-

tions particulières, nous voyons encore que ces affections ont une tendance vers certaines parties du corps, suivant les diverses périodes de la vie. Stahl, Hoffmann, sont les premiers qui aient porté une attention spéciale sur ce point de physiologie pathologique. Chez l'enfant, c'est le plus souvent la tête qui devient le siége des affections morbides, et notamment de toutes celles qui reconnaissent pour cause une surabondance de nutrition.

Le cuir chevelu et la face sont sujets à une foule d'éruptions insolites ou naturelles, pernicieuses ou salutaires, bénignes ou opiniâtres. Les glandes buccales et celles du cou sont susceptibles de devenir fréquemment des centres de fluxions. Tantôt enfin ce sont des sécrétions abondantes, fournies par la muqueuse du nez, des yeux et des oreilles. Ces maladies étant presque toujours critiques débarrassent l'économie d'une foule d'humeurs dont la présence nuirait toujours aux opérations de la nature : aussi dans bien des cas ne serait-il point prudent de les faire disparaître. D'autrefois elles sont déterminées ou entretenues par un défaut de propreté ; alors on doit chercher à les guérir, de peur qu'elles ne dégénèrent par habitude en mal nécessaire. Il importe donc de distinguer les uns des autres pour mieux juger des indications à remplir.

Peu de temps après la naissance il se manifeste des croûtes sur la tête de l'enfant, mais il ne faut point toujours les envisager comme l'effet d'une cause

morbide.Retenue par lescheveuxetlesépaisbonnets,
la transpiration se concrète, durcit, forme de petites plaques qui s'agrandissent, et qui finissent par
composer une sorte de calote qui recouvre tout le
sommet de la tête. Ce qui n'est ici que l'effet de la
malpropreté, les nourrices le considèrent comme
un phénomène naturel, qu'elles respectent plus encore par préjugé que par connaissance de cause.

Si l'on n'a point la précaution d'empêcher le
développement de ces croûtes, il arrive quelquefois
qu'elles irritent le cuir chevelu, et occasionnent
des éruptions qui deviennent par la suite plus ou
moins difficiles à guérir. Non seulement ces amas
de crasse sont incommodes à l'enfant, et peuvent
causer des éruptions accidentelles, mais ils adhè-
rent si fortement quelquefois au cuir chevelu qu'ils
empêchent la pousse des cheveux et étouffent
pour ainsi dire leurs bulbes; et après qu'ils sont
tombés, il n'est point rare de voir des espaces plus
ou moins grands entièrement nus ou peu garnis
de cheveux. A toutes les fois que j'ai été consulté
pour les nouveau-nés, j'ai recommandé aux nourrices de leur nettoyer habituellement la tête avec
une brosse douce, et à l'aide d'une éponge ou d'un
linge imbibé d'eau tiède, pour détacher les croûtes
quand il paraissait s'en développer. A l'égard de
ceux chez qui ces soins auraient été négligés, j'ai
toujours insisté pour qu'on leur nettoyât la tête; et
l'on y parvient facilement à l'aide de cataplasmes,
quand les croûtes ont trop de consistance pour être

détachées par de simples lotions. Je n'ai jamais vu le plus léger accident survenir à la suite de cette opération : j'engage donc les parens et les nourrices à la pratiquer quand elle devient nécessaire.

Si parmi les éruptions du cuir chevelu il en est de critiques, ce sont principalement toutes celles qui se manifestent spontanément pendant l'allaitement : alors toutes sont identiques sous les points de vue principaux. A l'exception des éruptions qui ne se continuent point, celles qui se manifestent depuis l'époque du sevrage ne sont plus les mêmes. Les teignes faveuses, muqueuses, deviennent d'autant plus fréquentes que l'enfant s'éloigne moins de la naissance, tandis que les teignes crustacées, furfuracées, amiantacées, sont plus rares, et ne se montrent guère avant la quatrième ou cinquième année. Il arrive souvent que toutes ces espèces d'éruptions se succèdent dans le même ordre, ce qui dénoterait que chacune, prise en particulier, ne tient point à un principe *sui generis*, mais bien à une cause générale ; et que l'éruption qui suit n'est qu'une modification de la précédente.

Si les teignes étaient soumises à un ordre de faits constans, quant à la cause, au développement, aux caractères, à la marche, à la durée, et à leur terminaison, il serait beaucoup plus facile de résoudre le problème qu'établit leur existence, qui est de savoir si ces éruptions sont à l'avantage ou au détriment des individus qui en sont atteints.

Le fait est que la plupart des enfans, pendant l'existence des éruptions du cuir chevelu, sont peu sujets aux inflammations aigües ou chroniques des voies digestives, à la coqueluche, à la maladie qu'on nomme carreau, aux engorgemens glanduleux et articulaires, ainsi qu'à ces inflammations sourdes du tissu cellulaire qui se terminent par des abcès froids. D'après mes propres observations, je suis même porté à croire que les éruptions du cuir chevelu n'ont pas seulement une influence salutaire pendant leur permanence, mais qu'elles préparent encore une meilleure santé pour l'avenir. Je n'ai point vu que les teigneux fussent sujets à la phtisie pulmonaire. Au contraire, on peut fonder quelques craintes pour cette maladie, quand on voit les enfans avec une tête propre, un teint clair et des traits fins et délicats.

Eu égard au grand nombre d'individus qui sont atteint d'éruptions du cuir chevelu, il y en a fort peu qui y succombent. A peine M. Alibert, après une longue expérience, en rapporte-t-il quelques exemples dans son important ouvrage sur les maladies de la peau : ce qui prouve évidemment que les teignes ne sont point des affections essentiellement pernicieuses. Aussi, ce sont moins leurs suites que leur aspect repoussant qui les fait considérer du vulgaire comme des maladies redoutables et inquiétantes.

Toutes les éruptions du cuir chevelu, même quelque pernicieux que soit leur caractère, ont dans leur marche, a dit M. Alibert, un but d'utilité réel, qui est de détourner par la peau les principes qui surabondent dans l'économie animale, et dont la présence ne pourrait que nuire à la plénitude de ses fonctions organiques. D'accord avec ce célèbre médecin, je ne vois dans les éruptions du cuir chevelu qu'un effort salutaire des puissances vitales, contre lequel il n'est point toujours prudent d'employer un traitement curatif.

Jusqu'à l'accomplissement de la première dentition, et particulièrement chez les enfans encore à la mamelle, tout traitement devient inutile. La plupart des teignes qui existent alors, quoique bénignes, se montrent presque toujours opiniâtres, puisqu'on lutte contre une disposition inhérente à l'âge des individus.

Éloigner les causes locales qui pourraient entretenir celles déjà existantes ou en provoquer de nouvelles, sont presque les seules indications à remplir; et la propreté devient ici le moyen le plus efficace. Sous tous les rapports, des linges propres renouvelés aussi souvent qu'il en est besoin, sont préférables à toutes les autres applications. Il faut blâmer la coutume de recouvrir la tête des enfans avec des feuilles de bette ou de chou enduites de substances grasses. Ces corps imperméables ont le double inconvénient d'entretenir trop de chaleur, de ne point absorber les matières ichoreuses qui découlent sans cesse, et dont la présence entretient l'irritation et prolonge indéfiniment la durée des éruptions. Les applications pharmaceutiques doivent être employées avec beaucoup de circonspection; autrement, elles peuvent, en opérant une guérison prompte, être suivies des plus funestes résultats. C'est surtout pendant toute la période qui précède l'accomplissement de la première dentition que les rétropulsions des différentes éruptions sont dangereuses et faciles à déterminer.

Que les teignes appelées *crustacées*, *porrigineuses*, *amiantacées*, soient primitives ou consécutives, toujours est-il que leur durée, quoique illimitée, dépasse rarement l'époque de la puberté, ainsi qu'on l'observe chez beaucoup d'individus à l'égard desquels on n'emploie aucun mode de traitement. La preuve que l'âge seul supprime ces infirmités dégoûtantes, c'est qu'un grand nombre, après avoir été réfractaires à tous les modes de traitement, ont fini par disparaître sans l'aide d'aucun moyen. Chez les habitans pauvres des campagnes, on voit beaucoup d'enfans avec la tête couverte de croûtes; sans prendre d'eux aucun soin, et quoique exposés sans cesse à toutes les injures du temps, il est très-rare qu'ils soient victimes de ces affections. Bien loin de là, on voit au contraire que ceux qui vont tête nue au soleil et à la pluie, en sont plus tôt délivrés que les autres qui sont assujettis à des soins méthodiques et journaliers.

Je pense que, dans tous les cas, pour guérir sûrement les diverses espèces de teignes, il importe beaucoup plus de choisir le temps que les remèdes. Ceux-ci, quelque différens qu'ils soient sous le rapport de leur action respective en général, réussissent toujours lorsqu'ils sont employés en temps opportun; tandis que les spécifiques les plus renommés restent sans succès, s'ils ne sont point appliqués dans un moment favorable. Entre autres faits qui appuient cette assertion, je rapporterai le suivant. Une jeune fille fortement constituée, arrivée à sa seizième année, imparfaitement réglée, portait depuis l'âge de huit ans une teigne *crustacée* qui recouvrait toute la partie postérieure de la tête. Lorsque je vis cette malheureuse, il y avait déjà trois ans qu'elle était abandonnée à sa hideuse infirmité, après avoir été soumise à toutes les épreuves de l'art. Ayant détaché les croûtes à l'aide de cataplasmes, je fis doucher la tête matin et soir avec l'hydrosulfure de potasse très-étendu. Ce traitement continué pendant un mois suffit pour opérer une guérison parfaite, qui depuis plusieurs années se maintient. Le véritable médecin n'insistera jamais sur un mode de traitement quelconque, quand il le verra sans effet sur un individu; il attendra plus ou moins de temps pour en renouveler l'essai, et finira par triompher de la maladie.

Dans tous les cas il convient de proscrire les remèdes violens. Dans le traitement des teignes, a dit M. Alibert, tout se réduit à apaiser l'irritation du cuir chevelu et à ramener cet organe à ses con-

ditions naturelles, en employant les moyens les
plus doux. Quand bien même il faudrait un temps
plus long pour réussir, les vrais médecins savent
que les meilleures méthodes thérapeutiques sont
moins celles qui guérissent la maladie avecpromp-
titude que celles qui la terminent méthodique-
ment et sans danger pour les individus.

Pour donner plus d'importance à notre art, il
semblerait que des médecins aient voulu le
rendre parfois cruel. On a proposé l'application
de la calote comme un moyen sûr de guérir la
teigne ; les avantages de cette méthode barbare,
comparés à ceux des autres procédés, sont encore
un problème. J'ai bien vu des teignes guéries par
la calote , mais j'en ai vu d'autres aussi y résister.

Jusqu'alors on n'a point su dire de quelle manière
agissait la calote pour opérer la guérison. Ce n'est
assurément pas comme topique ; et je doute que
ce soit par l'avulsion des cheveux , comme le prétendent les partisans de ce moyen ; mais bien par
le seul fait de la chaleur qu'on porte sur la tête
en appliquant les bandelettes qu'on vient d'en-
duire de galbanum bouillant. Rien de plus digne
de compassion que ce que j'ai vu dans quelques
hôpitaux où l' on traite la teigne par la calote; les
douleurs cruelles qu'occasionnent son application
et son enlèvement ne sont point les seules raisons
qui devraient en faire proscrire l'usage.

Si ce moyen thérapeutique était infaillible , il

faudrait être sourd à la voix de l'humanité; mais bien loin de là, l'irritation, qu'on renouvelle sans cesse, exaspère souvent la maladie au lieu de la guérir. En outre, de pareilles violences exercées sur un point aussi voisin de l'organe de l'intelligence, pourraient bien ne pas être sans quelque influence pernicieuse. Sans rien en conclure, je dirai seulement en passant, que j'ai vu de malheureux teigneux devenir impassibles après un laps de temps d'épreuves, et même braver avec une sorte de courage stupide les tortures qu'on exerçait sur eux, paraître enfin tout-à-fait insensibles et abrutis. Cette considération morale serait donc plus que suffisante pour faire abolir le traitement par la calote.

Bien que les diverses préparations mercurielles ne soient point sans efficacité, je les signale néanmoins comme dangereuses. Les préparations sulfureuses, beaucoup moins actives, sont des remèdes plus sûrs, de même que les différens composés dont l'iode forme la base.

Mais avant toute espèce de traitement, il faut éloigner les circonstances qui entretiennent le mal ou en éloignent la guérison. La démangeaison continuelle qu'occasionnent les éruptions du cuir chevelu porte sans cesse les enfans à se gratter; et par cette cause mécanique se perpétue indéfiniment une maladie qui disparaîtrait souvent d'elle-même beaucoup plus tôt. La propreté ensuite et les soins d'une mère ou d'une gouvernante intelligente peuvent, dans beaucoup de cas, faire autant que l'art même. En ramollissant les croûtes pour les détacher, et lotionnant la tête avec des décoctions émollientes, l'on parviendra par ces moyens simples, à force de temps, à guérir un grand nombre de teignes.

Bien que la face participe quelquefois aux éruptions de même nature que le cuir chevelu, cependant elles ne sont là que passagères ou de courte durée. Quant aux éruptions idiopathiques de la face, leur caractère en décèle presque toujours l'innocuité; elles se montrent sous forme de papules, de pustules, de boutons suppurans ou de croûtes muqueuses, dont le développement, la marche et la terminaison ne sont jamais soumis à un ordre de phénomènes réguliers. Le changement de nourrice, de régime, de saison, peut par le fait déterminer des éruptions à la face; mais, comme en général ces éruptions insolites n'entraînent aucun danger à leur suite, il est toujours prudent de les abandonner à elles-mêmes, ou de ne mettre en usage que des moyens de propreté, ou de n'avoir recours qu'à des applications douces pour prévenir ou diminuer l'irritation.

Parmi les éruptions de la face il en est cependant qui sont essentiellement pernicieuses et qu'il importe beaucoup de distinguer de celles qui sont purement idiopathiques; je veux parler des éruptions de nature syphilitique. Quand il s'agit d'établir le diagnostic des unes et des autres, on ne saurait apporter trop de circonspection, puisque les indications à remplir sont bien différentes sous tous les rapports.

Ordinairement les éruptions vénériennes ne se présentent point sous la forme de pustules phlogosées, ce sont plutôt des rugosités et des croûtes d'un brun sale, dont le siége le plus fréquent est au front; la peau est comme ridée et les sourcils froncés, ce qui donne aux enfans un air soucieux. Sur les différentes parties de la face on voit des taches rousses ou d'un blanc nacré; le bord des lèvres est squameux, rude au toucher, et n'a plus le rouge vermeil qu'on voit chez les enfans bien portans; l'ensemble de la physionomie a un aspect sombre qui lui donne quelque ressemblance avec celle des vieillards. Ce serait une erreur grave de croire que ces éruptions soient toujours concomitantes d'une maladie constitutionnelle; elles sont, au contraire, bien plus souvent locales, dues à une contagion immédiate et récente, résultat des baisers indiscrets de certains individus qui se croient permis de caresser tout enfant qui leur plaît.

Quelque opiniâtres que puissent être ces éruptions, je n'ai jamais vu aucun accident fâcheux en avoir été le résultat. Des applications locales m'ont paru toujours suffisantes pour les faire disparaître, croyant même tout traitement spécifique général plus dangereux que profitable.

Les écoulemens muqueux des yeux, des oreilles et du nez existent quelquefois simultanément avec les éruptions de la face ou du cuir chevelu, ou bien les uns et les autres se remplacent alternativement. Il ne faut point confondre les écoulemens dépuratoires qui dépendent de congestions passagères vers la tête, auxquelles les enfans sont sujets, avec ceux qui sont le résultat d'une inflammation déclarée. Une ophtalmie(1), une otite aiguë, réclament des moyens curatifs, tandis que les simples écoulemens

---

(1) Je ne sache point qu'aucun auteur ait parlé de l'écoulement des yeux que je signale ici, sur lequel j'appelle toute l'attention des praticiens. Cet écoulement, que je nomme *leucosite* (ophtalmie blanche), ne s'observe que pendant les premiers mois qui suivent la naissance. Les yeux sont constamment fermés, il en découle une matière abondante qui a la blancheur et la consistance d'un lait épais. Les premiers faits de ce genre m'avaient porté à soupçonner qu'ils dépendaient d'une affection vénérienne, mais aucune circonstance n'est venue à l'appui de cette opinion. Dans cette espèce d'ophtalmie il n'y a ni rougeur ni gonflement; les paupières et le globe de l'œil paraissent dans l'état naturel. Toute la question se réduit donc à savoir de quelle nature est la matière de l'écoulement. D'après l'inspection physique, je ne pense point qu'elle soit produite par les glandes de Meibomius, mais uniquement par la glande lacrymale; et ce ne serait là qu'une modification du fluide qu'elle sécrète habituellement. Cette opinion est fondée 1° sur ce que je n'ai jamais observé cet écoulement qu'avant le temps de la sécrétion des larmes; 2° qu'il y a homogénéité du fluide morbide, laquelle homogénéité n'existe point dans les cas d'ophtalmie ordinaire, où l'on distingue toujours la matière puriforme des glandes de Meibomius du véritable fluide lacrymal.

muqueux, n'exigent d'autres soins que ceux de la propreté.

De tous les écoulemens muqueux qui s'établissent par les différentes voies de la face, le plus constant, et celui qui peut être considéré tout-à-fait comme dépuratoire, est l'espèce de coryza habituel auquel beaucoup d'enfans sont sujets. La sécrétion abondante du mucus nasal est un signe de santé trop certain pour qu'on n'y fasse pas attention. Dans toutes les maladies graves, cette évacuation se supprime, et quand il reparaît, il est du plus heureux présage. Il serait beaucoup à souhaiter que la médecine pût trouver des sternutatoires capables de provoquer la sécrétion de la pituitoire quand il en est besoin, ou de l'entretenir habituellement; je suis persuadé que cette évacuation serait d'une grande ressource dans certaines maladies, et en préviendrait beaucoup d'autres.

Les glandes du cou, chez les enfans, ne sont pas moins susceptibles de fluxion et d'irritation passagère que les systèmes dermoïde et muqueux de la face. Eu égard à l'existence, soit simultanée, soit alternative, de ces différentes affections, toutes tiennent plus à une disposition physiologique qu'à des principes respectifs. Si en se succédant elles s'excluent, ce n'est que par la forme et le mode d'altération, mais non par le fait d'un vice particulier.

Abstraction faite de toute cause essentielle, les engorgemens glanduleux sont, relativement à l'é-

conomie animale, ce que sont les éruptions du cuir
chevelu et de la face : fluxion, inflammation, suppuration, sont les phénomènes qui se succèdent
ordinairement. Favoriser, aider la nature dans ses
efforts, sont les indications qu'on ne doit point
perdre de vue; bannir, dans cette circonstance,
tout traitement appelé improprement radical, qui
aurait pour but de combattre une diathèse particulière, est la conduite la plus sage et la plus sen-
sée que puisse tenir le médecin; je dirai même que
toute application locale est fort inutile quand elle
a pour objet de dissoudre, de fondre les engorgemens glanduleux, ou bien d'en hâter la suppuration, qui en est presque toujours le dernier
terme.

On a mis en question s'il fallait ouvrir les abcès
qui sont le résultat des engorgemens glanduleux;
je ne crains point de répondre pour l'affirmative.
C'est un raisonnement faux, de dire que ce moyen
est inutile dès-lors qu'il n'attaque point le mal
dans son principe. J'observerai que ce que l'on
prend ici pour l'effet d'une maladie constitutionnelle n'est souvent que la maladie même (1). D'ailleurs il y a toujours à craindre la résorption du

(1) Un abcès abandonné à lui-même, quand il ne s'ouvre
point spontanément et que la matière morbifique n'est
point expulsée entièrement au dehors, il en résulte souvent
une diathèse purulente dans toute la force du terme, qui
conduit au cachectisme, au dépérissement et à l'émaciation.

pus, dont on ne peut point calculer les suites ; en outre, les accidens locaux qui résultent d'une ouverture spontanée. Avant que le pus se soit fait jour, il a dénudé quelquefois la peau dans une grande étendue, et la cicatrice qui en résulte est toujours hideuse et large, ce qu'on évite en pratiquant à temps une incision qui ne laisse jamais

---

Ce n'est point là un paradoxe. Avant de produire les faits , invoquons le raisonnement. Le pus est le produit d'une altération morbide, c'est un corps étranger que la nature tend à pousser au dehors. Or , sa présence est-elle sans action sur l'économie, et sa résorption est-elle innocente ou pernicieuse? C'est comme si l'on demandait si la résorption de quelque produit excrémentiel est sans danger. Nul doute que le pus résorbé, outre ses influences sur l'économie en général, ne devienne cause d'affections locales identiques à celle dont il a été le produit. Je vois encore une jeune femme qui présente un exemple frappant de diathèse purulente. Quoique bien portante auparavant, il y a deux ans, un phlegmon énorme se déclara à la partie interne de l'avant-bras droit, et vint à suppuration : un médecin conseilla à la malade de ne point souffrir qu'on ouvrît l'abcès, espérant que l'ouverture s'établirait naturellement, ce qui n'eut point lieu. Depuis lors cette malheureuse, qui s'est toujours opposée à tout moyen opératoire, a peut-être eu trente abcès sur les différentes parties du corps. Après une fièvre intermittente de longue durée, j'ai ouvert , dans l'espace d'un mois, six abcès sur le même individu. Chez les enfans, il n'est point rare non plus de voir des abcès se succéder en grand nombre, quand on néglige de donner issue aux premières collections de pus qui se manifestent.

qu'une petite cicatrice linéaire sans changement
de couleur à la peau.

Une ouverture spontanée ne laisse échapper que
la partie la plus fluide de la matière, tandis que
toute la partie albumineuse reste dans le kiste, et
entretient sans cesse l'inflammation ; c'est ce qui
arrive encore dans le cas de résolution qui est toujours imparfaite. Or, ces considérations sont donc
d'une trop grande importance pour ne point donner la préférence au traitement chirurgical sur un
traitement d'expectation tout-à-fait systématique.
Les faits sont entièrement à l'avantage du premier, tandis que celui-ci n'a d'autres fondemens
que des subtilités et un raisonnement dénué de
preuves.

Au nombre des maladies de l'enfance dont j'ai
à parler ici, je crois devoir en signaler une qui n'a
point encore été considérée sous son véritable point
de vue, ni par les physiologistes ni par les nosographes : c'est l'*arthritis de croissance*, si je puis la
nommer ainsi. Assimiler ce phénomène morbide,
qu'on peut regarder comme naturel, au rhumatisme articulaire des adultes, serait mal connaître
les lois de l'organisation. Dans l'arthritis de croissance il n'y a ni rougeur, ni gonflement, ni chaleur;
chez l'adulte, au contraire, ces symptômes locaux
sont presque toujours manifestes : c'est ordinairement de huit à douze ans, époque à laquelle les enfans grandissent le plus dans un temps donné,
qu'ils sont sujets à cette maladie.

Tantôt essentielle, alors elle se manifeste spontanément. J'ai vu des enfans se coucher bien portans, être réveillés la nuit par des douleurs dans les articulations, jeter les hauts cris, se trouver dans l'impuissance de remuer un ou plusieurs membres. Les genoux sont plus souvent pris les premiers, ensuite les hanches, les coudes et les poignets. Je n'ai jamais vu l'arthritis essentiel durer plus de 7 à 11 jours. J'avoue que la première fois que j'ai eu occasion d'observer l'arthritis de croissance, je crus ne voir là qu'une affection identique avec le rhumatisme articulaire des adultes; et dans l'application des moyens que je jugeais propres à la guérison, j'agis avec toute la sécurité que donne la certitude d'un succès. Mais quel fut mon désappointement quand je vis que les bains, les topiques émolliens et narcotiques, loin de calmer la douleur, ne faisaient que l'exaspérer. Ce ne fut qu'à la cessation complète du mal, et après avoir reconnu que l'enfant avait grandi depuis de deux pouces, dans l'espace de dix à douze jours, que j'eus lieu d'être convaincu que je m'étais mépris sur la véritable nature de la maladie.

L'arthritis de croissance est bien plus souvent encore symptomatique et concomitant de quelques fièvres intermittentes, qu'essentiel. Sa durée est alors subordonnée à celle de la maladie principale. Le vulgaire ne se trompe point entièrement quand il parle de fièvre de croissance. Beaucoup d'enfans, après une fièvre intermittente, dont le retour de la pyrexie est toujours marqué, par des douleurs articulaires, se trouvent avoir grandi plus ou moins. Quelle que soit même la maladie chez l'enfant de sept à douze ans, elle est le plus souvent suivie de croissance. Naguère j'assistais à l'autopsie d'une enfant de neuf ans, qui avait succombé à une pneumonie. Le médecin qui avait suivi la maladie me dit qu'elle avait été compliquée d'un rhumatisme articulaire aigu, contre lequel toutes les applications les plus sédatives avaient échoué. Je voulus savoir quelle différence il pouvait y avoir entre la grandeur de l'enfant au moment de l'invasion de la maladie et la longueur du cadavre : cette différence paraissait être de plus de deux pouces à l'avantage de celle-ci.

Dans quelque circonstance que se trouvent les individus, je regarde l'arthritis de croissance comme tout-à-fait hors de la portée de nos moyens thérapeutiques. Les émissions sanguines, les applications sédatives ou excitantes que je vois mettre en usage quelquefois, sont au moins inutiles : abandonner la maladie tant que locale à son cours naturel, est la conduite la plus rationnelle à tenir.

Prophylactique.

Pour mieux assurer les animaux contre les agens destructeurs qui doivent sans cesse les menacer dans le cours de leur vie, la nature semble avoir voulu les éprouver d'abord par des maladies propres à chaque espèce. Tous les individus de ces mêmes espèces sont à une certaine époque sujets à une ou plusieurs maladies qu'on peut regarder comme naturelles. L'homme ferait-il exception à cette loi générale, serait-il privilégié ? Tout ce qui respire paraît devoir payer son tribut pour avoir le droit de vivre. Cette idée philosophique peut bien être discordante avec la partie spéculative de la science, mais elle n'en reste pas moins une vérité démontrée ; en la constituant en principe il en découle tout naturellement cette question, les différens préservatifs ou les précautions considérées comme tels, qui éloignent pour toujours ou pour un temps certaines maladies, tournent-elles à l'avantage de l'espèce et à celui de l'individu ? C'est ce qu'il importerait d'examiner.

De toutes les maladies la variole est la seule à laquelle on n'ait pu encore opposer un préservatif certain (1). Il est incontestable que depuis la dé-

---

(1) Quant aux phénomènes locaux, la vaccine et la variole ont des caractères qui les rapprochent tellement, que je serais autorisé à croire que la première n'est qu'une modification de celle-ci, une métamorphose qui s'est opérée par la transplantation. J'ai cherché à insérer le virus varioleux sur une vache, mais sans succès ; néanmoins je n'en conclus rien, puisque ces expériences n'ont point été faites dans des circonstances favorables au résultat que je devais en attendre.

couverte de la vaccine, on ne voit plus ces épidémies désastreuses enlever dans l'espace de quelques
mois la moitié d'une génération, en laissant une
grande partie de l'autre avec de hideuses infirmités.
Depuis la vaccine, l'amour n'est plus aussi souvent
alarmé ni trompé dans ses espérances ; et la conservation de la beauté, ici, a peut-être contribué autant à l'augmentation de la population que la conservation des individus. D'après cela, les effets de
la vaccine peuvent donc se réduire à deux objets
principaux : l'un qui appartient à la médecine spéculative, qui comprend la conservation de la population et celle de la beauté des individus ; et
l'autre qui appartient à la médecine physiologique.

Pour ce qui est de la médecine physiologique,
voyons de quelle manière agissent la variole et
la vaccine considérées abstractivement sur l'individu pris isolément. Ce qu'il y a de bien remarquable, c'est que la plupart des maladies appelées
éruptives se rachètent les unes par les autres,
mais aucune ne fait plus de frais que la variole.
Quand cette maladie a l'initiative, elle semble retremper le corps de l'individu et le mettre en garde
contre une foule d'autres maladies. Ceux qui ont
eu la petite vérole sont souvent exempts de la rougeole, moins sujets aux fièvres miliaires et même
à toutes les affections herpétiques ; celles-ci, sous le
rapport de l'intensité, sont généralement inverses
à la première : ces maladies paraissent au contraire
plus fréquentes et plus opiniâtres sur un corps

vierge que sur celui qui porte les stigmates de la variole. Je ne sache point qu'on ait observé que les individus fortement marqués de la petite-vérole, sont en général d'une santé plus éprouvée que les autres ; il faut donc que cette maladie porte dans toute l'économie des individus qui y échappent, une puissante et salutaire modification.

Ce n'est point après un quart de siècle seulement que l'on peut apprécier à leur juste valeur les effets de la vaccine, considérée sur chaque individu pris isolément. L'affranchissement d'une maladie grave n'est point la seule considération importante pour le médecin, mais il faudrait savoir si tôt ou tard les vaccinés ne paient pas par d'autres maladies, sous le rapport du nombre et de l'intensité, l'exemption de la variole (1). Avant de rien conclure, il conviendrait donc mettre en parallèle un même nombre de variolés et de vaccinés, suivre leur état de santé habituel, noter exactement les

---

(1) Dans son intéressant Mémoire sur le ramollissement gélatineux des intestins, M. Cruvelhier demande, en parlant des boutons trouvés par lui sur le côlon, dans la même maladie, si c'est par une telle compensation que l'on affranchit les enfans de la variole naturelle. Le ramollissement gélatineux, demande ce savant médecin, que l'on a observé depuis quelque temps, qui n'existe peut-être que depuis que la vaccine est en usage, viendrait-il, avec ou sans complication d'éruption varioleuse intérieure, moissonner le tribut de victimes que la petite-vérole préservait autrefois sur chaque génération ?

uns et les autres, et peut-être qu'après vingt ans d'observations, on aurait à fournir des résultats de la plus haute importance.

La gravité de la variole spontanée, comparée à la bénignité de la variole inoculée, doit faire regarder l'inoculation comme une sorte de préservatif; c'est un moyen dont la médecine prophylactique peut tirer quelques avantages, chez les enfans dont les parens sont fortement prévenus contre l'efficacité de la vaccine. Pendant l'épidémie de 1825 qui a régné a Paris, c'est ainsi que j'en ai agi dans quelques familles. Je pratique l'inoculation de la même manière que la vaccination, en recueillant le fluide varioleux du cinquième au septième jour de l'éruption; après cette époque comme ce fluide se change en pus, il ne produit souvent qu'une éruption locale de pustules qui ne sont nullement varioleuses.

Aucune découverte utile n'a trouvé autant d'opposans que la vaccine, tant il est vrai que l'empire de l'habitude aveugle souvent les hommes sur leurs plus chers intérêts; ce qu'il y a de plus étonnant, c'est que des médecins mêmes se soient prononcés contre ce préservatif, moins encore d'après des raisons spécieuses que d'après cette prévention routinière qui condamne tout ce qui s'éloigne du domaine des connaissances vulgaires. Il faut convenir cependant qu'on n'a point envisagé la vaccine sous tous les différens points de vue qu'elle présente; le philanthrope ne voit dans cette maladie qu'un moyen précieux qui exempte des chances périlleuses de la variole; mais il n'est point permis encore au médecin physiologiste de déterminer les modifications que la vaccine opère dans l'idiocrasie des individus qui y sont soumis.

Ayant égard uniquement aux effets immédiats du vaccin, tout porte à croire que son action est d'autant plus intense et son efficacité plus certaine que les sujets sont plus jeunes ; si c'est là une opinion, elle est du moins déduite de l'observation. Sur vingt sujets de trois mois à trois ans, toutes choses égales d'ailleurs, il y en aura tout au plus deux sur lesquels la vaccine ne prendra pas la première fois; sur le même nombre, de trois à sept ans, il y en aura trois; et de sept à quatorze ans, quatre ou cinq : ce nombre augmente progressivement avec celui des années. La quantité des boutons varioleux semble aussi diminuer avec l'âge des individus, ce qui prouve évidemment qu'il vaut toujours mieux vacciner de la première à la troisième année que plus tard.

La saison a aussi quelque influence sur les effets immédiats de la vaccine, le printemps et l'été sont plus favorables à son insertion que l'automne et l'hiver; pendant les temps froids l'éruption est plus lente et les boutons plus rares. Ces considérations ne sont donc point sans importance sous le rapport de l'efficacité de la vaccine, qui paraît d'autant plus certaine que les phénomènes pathologiques qui la caractérisent sont plus marqués. Il me suffit d'émettre ici cette opinion, me proposant de la développer autre part.

Le temps auquel il convient de recueillir le vaccin varie du septième au neuvième jour de son insertion. Je préfère la dernière époque : alors les boutons étant plus développés, on recueille le virus plus facilement et en plus grande quantité. Il ne faut point croire, avec quelques praticiens, que le vaccin après le huitième jour ne soit plus bon, ni susceptible de déterminer les effets qu'on en attend ; j'ai vu des individus sur lesquels le vaccin n'était pas plus avancé au douzième jour qu'il ne l'est ordinairement au huitième, mais ces exceptions ne se voient que durant les saisons froides ; toutefois il ne faut jamais recueillir le vaccin avant que le cercle argenté soit bien marqué, et que l'aréole inflammatoire qui l'entoure commence à se dessiner.

Pour donner issue au fluide vaccique, je préfère diviser la pellicule argentine par incision que par piqûre : l'incision est préférable, en ce que l'instrument n'attaque point la partie vive du bouton subjacente à la couche dermoïde désorganisée où réside le germe de la maladie. De cette manière on évite de faire saigner le bouton et d'occasionner de la douleur. En ne lésant que la partie du derme désorganisée, on ne dérange aucunement l'ordre des phénomènes morbides qui doivent encore se

succéder, et dont le complément est peut-être nécessaire pour que l'efficacité de la vaccine soit certaine (1).

Quant à l'insertion du vaccin, je préfère l'incision à la piqûre; par incision, le fluide en quit-
tant la lancette s'insinue dans la petite plaie et il
est plus sûrement absorbé, tandis que par piqûre
le fluide est repoussé par les lèvres de la plaie, et
les goutelettes de sang qui viennent en même temps
délaient le fluide contagieux et empêchent physiquement son introduction, et son absorption ne
peut conséquemment s'effectuer.

Voici de quelle manière je procède à l'opération :
après avoir chargé la lancette de vaccin, je divise
avec le tranchant de la pointe de l'instrument l'é-
piderme seulement dans l'étendue d'une ou deux
lignes; je fais une seconde incision perpendiculaire

---

(1) A quelle époque la vaccine a-t-elle opéré dans l'économie toutes les modifications dont elle est susceptible?
Sans rien en conclure, voilà ce que j'ai expérimenté : au
cinquième jour de l'insertion, j'ai laissé à un enfant la liberté de se gratter, et il a déchiré les boutons de vaccine ;
les cicatrices qui en ont été le résultat ne différaient en rien
de celles qui succèdent au bouton d'irritation. L'enfant
ayant été vacciné une seconde fois, la vaccine s'est parfaitement développée. J'ai répété la même expérience sur
deux autres individus, mais sans succès. Néanmoins je suis
autorisé à croire que l'efficacité du vaccin n'est complète
que lorsque l'inflammation est arrivée à son *summum* d'intensité.

à la première, et ainsi trois petites plaies cruciales à chaque bras ; il est bien rare que la vaccination pratiquée de cette manière, reste sans effet ; et toujours, sur un même nombre d'individus vaccinés par piqûre ou par incision, l'avantage sera pour celle-ci.

La vaccination de bras à bras ou immédiate est toujours plus sûre que la vaccination médiate ou celle qu'on pratique avec le virus qui a été recueilli plus ou moins de temps avant son insertion. Malgré les plus grandes précautions que l'on prend pour la conservation du vaccin, il paraît que du troisième au quatrième jour il a perdu toutes ses qualités contagieuses, du moins d'après les nombreux essais qui me sont propres. J'ai peine à concevoir que des praticiens aient pu affirmer que les croûtes qui résultent du bouton de vaccine conservent quoique desséchées le principe contagieux, et que par leur application immédiate elles peuvent donner lieu à une véritable éruption de boutons vacciques. L'expérience m'a prouvé la fausseté de cette assertion, et même le simple raisonnement suffit pour la faire rejeter, puisque les boutons même à l'état suppurant ne sont plus susceptibles de fournir le véritable principe contagieux.

Est-il besoin de faire précéder ou suivre de quelque régime la vaccination ? Je pense que le plus grand nombre des précautions que prennent quelques praticiens est sans nécessité réelle, et qu'il n'y a que le charlatanisme qui a pu leur donner quelque importance aux yeux du vulgaire. Avant ou pendant l'inoculation du vaccin j'ai toujours laissé les enfans parcourir le cercle de leurs habitudes. Je ne pense point non plus qu'aucune circonstance doive contre-indiquer la vaccination ; beaucoup de médecins cependant ne veulent point ou défendent de vacciner pendant le travail de la dentition, dans les rhumes, les diarrhées, etc. J'avoue n'avoir jamais eu égard à ces cas maladifs dans l'état ordinaire, et dans toutes les conditions de santé j'ai vacciné des enfans sans jamais avoir vu qu'il en soit rien résulté à leur détriment.

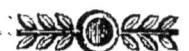

DES ANIMAUX PARASITES

DU CORPS HUMAIN,

*Considérés dans leurs rapports avec l'hygiène
des enfans.*

Aussi-bien que le reste des animaux, l'homme est exposé aux attaques et aux insultes d'une foule d'êtres qui se nourrissent de sa propre substance. L'enfant encore plus que l'adulte est exposé à leurs agressions, non point parce qu'il peut moins s'en défendre, mais bien d'après une disposition particulière qu'il est difficile d'expliquer : car rien de plus mystérieux que l'étiologie des animalcules qui vivent aux dépens de notre espèce, et que la raison de leur préférence pour les êtres les plus faibles. Presque tous les enfans sont susceptibles d'avoir des poux, pour peu qu'on néglige à leur égard les soins de propreté ; ils ne sont pas plus épargnés des autres insectes qui nous tourmentent, tels que les puces et les punaises.

Mais de tous les ennemis naturels de l'homme il n'en est point de plus implacable que le pou. Cet insecte dégoûtant est de tous les âges et de toutes les saisons; tout le monde sait avec quelle promptitude il se multiplie, surtout chez les enfans; il est si fécond que, d'après les observations et les calculs de Lenwenhoeck, deux poux peuvent avoir une postérité de dix-huit mille individus dans l'espace de deux mois. Les enfans ne paraissent être sujets qu'au pou de tête, *pediculus humanus;* aussi je ne m'attacherai qu'à parler de cette espèce (1) et de ses influences sur leur état de santé habituel.

L'idée de l'utilité de cet insecte n'est qu'un préjugé absurde. Si quelquefois dans les maladies il en vient abondamment, ce n'est point une raison pour les considérer comme l'effet d'une crise salutaire, ni comme un moyen dépuratoire, ainsi que le prétend Alphonse Le Roy. Estimer que leur existence est un remède ou un préservatif contre certaines maladies, le coryza, la toux et la coqueluche, par exemple, n'est qu'une croyance gratuite.

Au lieu d'une influence salutaire tout-à-fait problématique, il n'est point rare au contraire de

---

(1) **Ce** qu'il y a de bien particulier, c'est que les animaux qui sont sujets aux poux n'en offrent jamais qu'une espèce, tandis que l'homme en a quatre bien différentes : le pou de tête, *pediculus humanus;* le morpion, *pediculus pubis;* le pou des vêtemens, *pediculus vestium,* qui se tient dans les vêtemens; et celui des phthyriases, *pediculus cutaneus,* et dont l'existence constitue la maladie la plus hideuse de l'espèce humaine.

voir plusieurs accidens être le résultat de la présence des poux. Les nombreuse piqûres de ces insectes font souvent naître des ulcérations qui
couvrent le cuir chevelu. La démangeaison insupportable qu'ils occasionnent porte sans cesse les
enfans à se gratter jusqu'à excorier le cuir chevelu,
ce qui peut, comme je l'ai dit, déterminer des
ulcères achores et de véritables éruptions tei-
gneuses. Conséquemment je ne vois point l'utilité
de leur présence sous aucun rapport.

Quelle que soit la circonstance à laquelle on attribue les poux, toujours est-il que la cause la plus
réelle de leur apparition est la malpropreté. Les
mères, les nourrices et les gardes qui ne veulent
point s'assujettir à tous les devoirs qu'impose l'enfance, et qui ne se donnent point la peine de ces
soins journaliers si précieux au premier âge, se
voient souvent dans l'impossibilité de détruire par
des moyens simples la grande quantité de poux
qui apparaissent. Il arrive aussi que malgré les
plus grands soins on ne peut point empêcher les
enfans d'en avoir, ni les détruire entièrement ou
empêcher leur multiplication : or, quoiqu'une disposition naturelle rende souvent la propreté insuffisante, c'est toujours cependant le seul moyen
qu'on doive mettre en usage.

Au nombre des moyens qu'on emploie pour détruire cette espèce de vermine, l'onguent gris, dit
mercuriel, est le plus connu. Mais cette préparation,
de même que toutes celles dont le mercure fait la

base, ne sont point sans danger, surtout quand on en use sans précaution comme le font la plupart des personnes ignorantes, qui après avoir tondu l'enfant lui enduisent toute la tête d'onguent mercuriel. Bien souvent ces frictions sont suivies d'accidens graves, tels qu'un gonflement du cuir chevelu, suivie d'une alopécie complète ou partielle, des engorgemens des glandes sous-maxillaires et sublinguales accompagnés d'une salivation abondante. Je suis porté à croire que cette opération répétée fréquemment a une action très-pernicieuse sur le système dentaire, c'est-à-dire qu'elle provoque de bonne heure la carie et la chute des dents.

Quoique infaillibles pour la destruction des poux, les préparations mercurielles peuvent être facilement remplacées par des moyens aussi sûrs et nullement dangereux. Tous les corps gras tuent les insectes ; dès-lors on peut employer l'huile d'olives, l'axonge, et même une pommade odorante liquéfiée. La poudre de graine de staphisaigre et de poivre, les décoctions de tabac et de céradille, peuvent servir au même objet. Mais de tous les moyens innocens le plus sûr est une pommade composée de deux parties de cérat et une de soufre sublimé.

Au premier abord, il semblerait que la puce, *pulex irritans*, et la punaise, *cimex lectuarius*, ne sont d'aucune importance à l'égard de la santé des enfans. Il est facile de concevoir cependant que ces deux insectes, incommodes et dégoûtans, ne laissent point de nuire beaucoup à leur repos, et conséquemment à leur santé. Pendant les saisons chaudes, les enfans élevés dans l'asile de la malpropreté ont tout le corps couvert de petites ecchymoses, qui résultent de la piqûre des puces et des punaises.

Si les enfans paraissent moins incommodés que nous ne le sommes de la présence de ces insectes, c'est à cause de la profondeur de leur sommeil ; mais encore l'enfant au berceau est sans cesse réveillé par les attaques de ces ennemis implacables ; alors il arrive que, pour apaiser les cris du petit malheureux, on le berce à outrance, et qu'on ajoute à ses souffrances des secousses qui ne peuvent que lui être incommodes. Presque toujours, quand un enfant est tenu proprement et qu'il n'est point dévoré par la vermine, il dort bien. Qu'on ne taxe point de prévention ce que j'avance ici ; mais le fait est que j'ai vu tout récemment un enfant de six mois qui a été victime de l'incurie de sa nourrice. Les poux, les puces et les punaises, par milliers sur le corps de cette innocente créature, ne lui laissaient de repos ni nuit ni jour. Réduit à une maigreur extrême, quoiqu'il eût une nourriture suffisante, il n'en a pas moins succombé aux angoisses continuelles et aux conséquences d'une ininsomnie prolongée, toujours dangereuse au bas âge.

Bien qu'on ne puisse point toujours préserver les enfans de la vermine, il est facile cependant de

les soustraire à leur multiplicité par des soins journaliers. En garnissant les paillasses des berceaux
de foin récent, ou en y plaçant des sachets de plantes
aromatiques, telles que des feuilles de petite sauge,
de romarin et de serpolet, on parviendra, sinon à
détruire, du moins à éloigner ces insectes. En la-
vant le berceau avec une lessive de soude ou de potasse, ou mieux encore avec une forte solution de
muriate de mercure sur-oxigéné, on détruira non-
seulement les insectes et leurs œufs, mais on pré-
viendra pour long-temps leur retour.

Il me resterait encore à parler d'une foule d'ê-
tres parasites qui, sans être attachés à notre espèce,
peuvent s'y fixer accidentellement et s'y nourrir.
Mais les uns appartiennent à certaines maladies ;
d'autres sont particuliers à des climats : conséquemment leur histoire, sans qu'elle soit tout-à-fait
étrangère à mon sujet, ne s'y rattache point spé-
cialement.

FIN.

ERRATA.

TABLE DES MATIÈRES.

APPENDICE.

FIN DE LA TABLE.

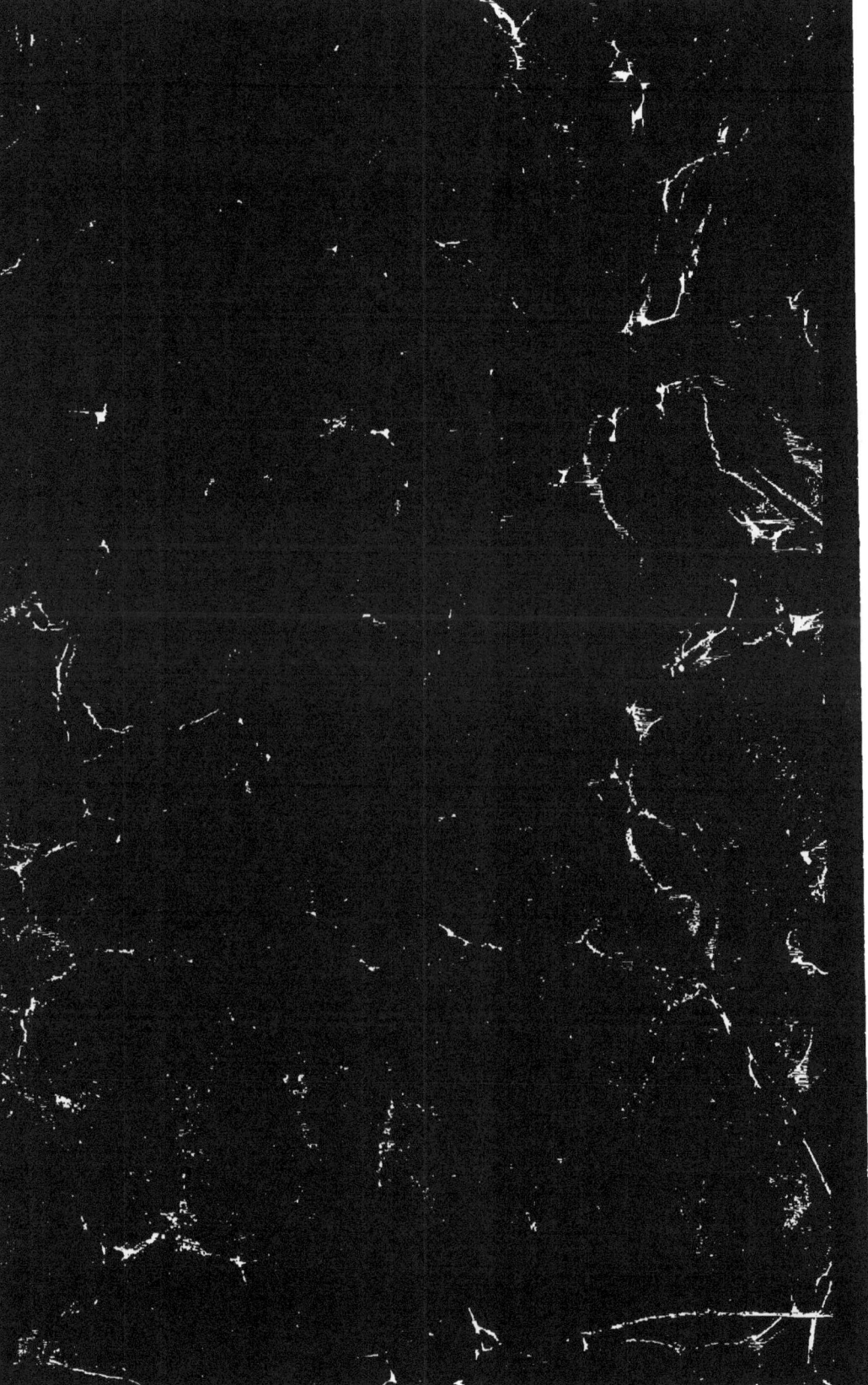